明·趙府居敬堂刻本

醫道傳承叢書

干祖望 名譽總主編
王心遠 總主編

第二輯 醫道準繩

黃帝內經靈樞

南宋 史崧 校訂
李雲 邱浩 蕭紅艷 重校

學苑出版社

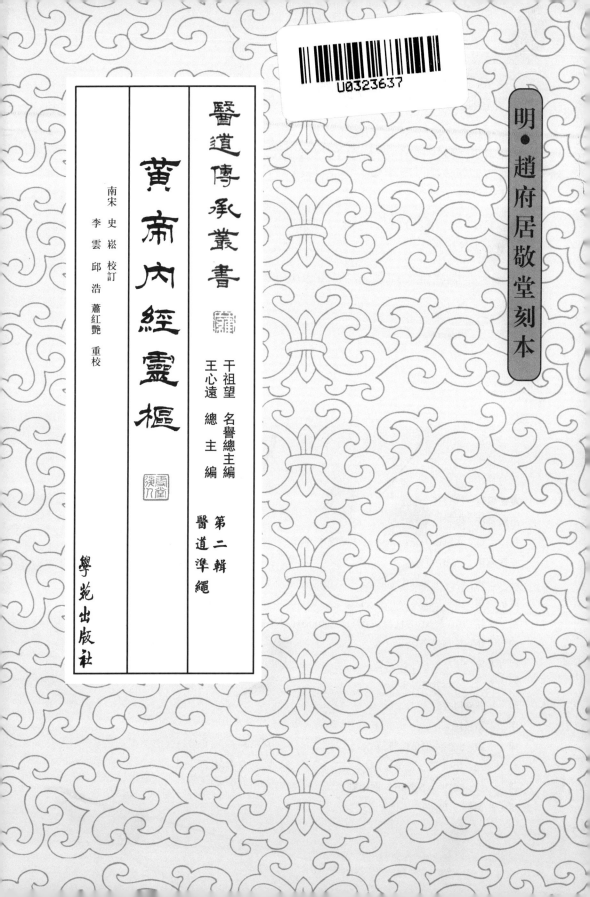

圖書在版編目(CIP)數據

黃帝內經靈樞/(南宋)史崧校訂；李雲，邱浩，蕭紅艷重校. —北京：學苑出版社，2013. 12(2019. 5 重印)
(醫道傳承/王心遠主編. 醫道準繩)
ISBN 978-7-5077-4463-7

Ⅰ. ①黃… Ⅱ. ①史…②李…③邱…④蕭… Ⅲ. ①《靈樞經》-研究 Ⅳ. ①R221. 2

中國版本圖書館 CIP 數據核字(2013)第 310329 號

責任編輯：付國英
出版發行：學苑出版社
社　　址：北京市豐臺區南方莊 2 號院 1 號樓
郵政編碼：100079
網　　址：www. book001. com
電子信箱：xueyuanpress@163. com
電　　話：010-67603091(總編室)、67601101(銷售部)
經　　銷：新華書店
印 刷 廠：北京市京宇印刷廠
開本尺寸：787×1092　1/16
印　　張：14. 75
字　　數：190 千字
印　　數：8001—11000 冊
版　　次：2014 年 3 月第 1 版
印　　次：2019 年 5 月第 5 次印刷
定　　價：49. 00 圓

醫道傳承叢書

《醫道傳承叢書》專家顧問委員會（按姓氏筆畫排序）

干祖望　王子瑜　王玉川　孔光一　印會河　朱良春　朱南孫　李今庸　李振華　李　鼎

李濟仁　何　任　余瀛鰲　金世元　周仲瑛　孟景春　胡海牙　馬繼興　馬鬱如　郭子光

唐由之　陸廣莘　陳大啟　陳彤雲　許潤三　張士傑　張志遠　張紹重　張　琪　張舜華

張學文　程莘農　費開揚　賀普仁　路志正　劉士和　劉志明　錢超塵　顏正華　顏德馨

《醫道傳承叢書》編輯委員會

名譽總主編　干祖望

總　主　編　王心遠

副總主編　邱　浩

編　　　委　王心遠　付國英　李　雲　李順保　邱　浩　姜　燕　陳居偉

陳　輝　趙懷舟　趙　艷

第二輯《醫道准繩》

主　　　編　邱　浩

編　　　委　李　雲　邱　浩　尚元勝　尚元藕　陳居偉　趙懷舟　蕭紅艷

總目録

《醫道傳承叢書》序

醫之道奚起乎？造物以正氣生人，而不能無夭劄疫癘之患，故復假諸物性之相輔相制者，以爲補救；而寄權於醫，夭可使壽，弱可使強，病可使痊，困可使起，醫實代天生人，參其功而平其憾者也。

夫醫教者，源自伏羲，流於神農，注於黃帝，行於萬世，合於無窮，本乎大道，法乎自然之理。孔安國序《書》曰：伏羲、神農、黃帝之書，謂之三墳，言大道也。前聖有作，後必有繼而述之者，則其教乃得著於世矣。惟張仲景先師，上承農、軒之理，又廣《湯液》爲《傷寒卒病論》十數卷，然後醫方大備，率皆倡明正學，以垂醫統。茲先聖後聖，若合符節。仲師，醫中之聖人也。理不本於《內經》，法未熟乎仲景，縱有偶中，亦非不易矩矱。儒者不能捨至聖之書而求道，醫者豈能外仲師之書以治療。間色亂正，靡音忘倦。醫書充棟汗牛，可以博覽之，以廣見識，知其所長，擇而從之。

醫，大道也！農皇肇起，軒岐繼作，醫聖垂範，薪火不絕。懷志悲憫，不揣鄙陋，集爲是編，百衲成文，聖賢遺訓，吾志在焉！凡人知見，終不能免，途窮思返，斬絶意識，直截皈禪，通身汗下，險矣！險矣！尚敢言哉？

《醫道傳承叢書》編委會

《醫道傳承叢書》前言

《醫道傳承叢書》是學習中醫的教程。中醫學有自身的醫學道統、醫宗心要，數千年授受不絕，有一定的學習方法和次第。初學者若無良師指點，則如盲人摸象，學海無舟。編者遵師所教，總結數代老師心傳，根據前輩提煉出的必讀書目，請教中醫文獻老前輩，選擇最佳版本，聘請專人精心校讎，依學習步驟，次第成輯。叢書以學習傳統中醫的啟蒙讀本爲開端，繼之以必學經典、各家臨證要籍，最終歸於《易經》，引導讀者進入『醫易大道』的高深境界。

叢書編校過程中，得到中醫界老前輩的全面指導。長期以來，編者通過各種方式求教於他們，師徒授受、臨證帶教、授課講座、耳提面命、電話指導。他們對本叢書的編輯、刊印給予了悉心指導，提出了寶貴的修改意見。三十餘位老先生一致認同：『成爲真正的、確有資格的中醫，一定要學好中國傳統文化！首先做人，再言學醫。應以啟蒙讀本如脈訣、藥性、湯頭爲開端，基本功要紮實；經典是根基，繼之以必學的中醫四大經典；各家臨證要籍、醫案等開拓眼界，充實、完善自己師承的醫學理論體系。趁著年輕，基礎醫書、經典醫書背熟了，終生受益！』『始終不可脫離臨床，早臨證、多臨證、勤臨證、反復臨證，不斷總結。中醫的生命力在臨床。』幾位老中醫強調：行有餘力，可深入研讀《易經》、《道德經》等。

百歲高齡的國醫大師干祖望老師談到：要成爲合格的中醫接班人，需具備『三萬』：『讀萬卷書，行萬里路，肉萬人骨。』並且諄諄告誡中醫學子：『首先必讀陳修園的《醫學三字經》。這本一定要讀！一定讀，非讀不可！對！熟記這一本，基礎紮實了，再讀《內經》、《本草》、《傷寒》，可以重點做讀書筆記。經典讀熟了，要讀「溫病」的書，我臨床上使用「溫病」的方子療效更好。』作爲《醫道傳承叢書》名譽總主編，他的理念思路代表了老一代的傳統學醫路徑。

國醫大師鄧鐵濤老先生強調了中醫的繼承就是對中華優秀傳統文化的繼承，中醫學是根植于中華文化、不同於西方現代醫學，臨床上確有療效，獨立自成體系的醫學。仁心仁術，溫故知新，繼承不離本，創新不離宗。

老先生們指出：『夫生者，天地之大德也；醫者，贊天地之生者也。』（《類經圖翼·序》）中醫生生之道的本質就是循生生之理，用生生之術，助生生之氣，達生生之境。還指出：中醫學術博大精深，是爲民造福的寶庫。學好中醫一要有悟性，二要有仁心，三要具備傳統文化的功底。只有深入中醫經典，用中醫自身理論指導臨床，才會有好的中醫療效。只有牢固立足中醫傳統，按照中醫學術自身規律發展，中醫才會有蓬勃的生命力。否則，就會名存實亡。

在此，叢書編委會全體成員向諸位老前輩表示誠摯的謝意。

本叢書在編輯、聘請顧問過程中得到北京中醫藥大學圖書館古籍室邱浩老師鼎力支持、大力協助，在此特致鳴謝！感謝書法家羅衛國先生爲本叢書題簽（先生系國學大師羅振玉曾孫，愛新覺羅·溥儀外孫，大連市文化促進會副會長，大連墨緣堂文化藝術中心負責人）。

古人廣藏書、精校書是爲了苦讀書、得真道。讀醫書的最終目的，在於領悟古人醫學神韻，將之施用於臨床，提高療效，造福蒼生。人命關天，醫書尤其要求文字準確。本套叢書選擇善本精校，豎版、繁體字排印，力求獻給讀者原典範本，圍繞臨證實踐，展示傳統中醫學教程的原貌，以求次第引導學習者迅速趣入中醫學正途。學習中醫者手此一編，必能登堂入室，一探玄奥；已通醫術的朋友，亦可置諸案頭，溫故知新，自然終生受益。限於條件，内容有待逐漸豐富，疏漏之処，歡迎大家批評指正。

學習方法和各輯簡介

良師益友，多方請益。勤求古訓，博采衆方。慎思明辨，取法乎上。學而時習，學以致用。大慈惻隱，濟世救人。（道生堂學規）。

古人學醫的基本形式爲半日侍診，半日讀書。行醫後還要堅持白天臨証，晚間讀書，終生學習。《朱子讀書法》説：『於中撮其樞要，厘爲六條：曰循序漸進，曰熟讀精思，曰虚心涵泳，曰切己體察，曰著緊用力，曰居敬持志。……大抵觀書，先須熟讀，使其言皆若出於吾之口。繼以精思，使其意皆若出於吾之心。然後可以有得爾。』讀書先要誦讀，最好大聲地念，抑揚頓挫地念，能夠吟誦更好。做到眼到、口到、心到，和古人進入心息相通的境界，方可謂讀書入門。叢書大部分採用白文本，不帶註釋，更有利於初學者誦讀原文；特别是四大經典，初學者不宜先看註釋，以防先入爲主。書讀百遍，其義自見。在成誦甚至背熟後，文意不明，才可參看各家註釋，或請教師長。

在讀書教程方面，一般分三個學習階段，即基礎課程、經典課程、臨證各家。

第一輯：醫道門徑

本輯對應基礎課程，初學者若不從基礎入手，則難明古經奥旨。

《醫學三字經》是清代以來公認的醫學正統入門書，其内容深入淺出，純正精粹。《瀕湖脈學》是傳統脈訣代表，脈學心法完備、扼要。《藥性賦·藥性歌括》，其中《藥性賦》是傳統本草概説，兼取《藥性歌括》，更適於臨證應用。《醫方集解》之外，又補充了《長沙方歌括》、《金匱方歌括》、《時方歌括》，歌訣便於背誦記憶。經方法度森嚴，劑量及煎服法都很重要！包含了經方劑量、煎服法的歌括，初學者要注意掌握。

第二輯：醫道準繩

本輯對應經典課程。《黄帝内經》（包括《素問》、《靈樞》）、《神農本草經》、《傷寒論》、《金匱要略》、《難經》，爲中醫必學經典，乃醫道之根本、萬古不易之準繩。醫道淵深，玄遠難明，故本輯特編附翼：《太素》《甲乙經》《難經集注》《脈經》等，詳爲校注，供進一步研習中醫四大經典之用。

第三輯：醫道圓機

本輯首選清代葉、薛、吳、王溫病四大家著作，以爲圓機活法之代表，尤切當今實用。歷代各家著作，日後將擇期陸續刊印。明末清初大醫尊經崇原，遂有清代溫病學説興起。各家學説、臨證各科均爲經典的靈活運用，在學習了經典之後，才能融會貫通，悟出圓機活法。

第四輯：醫道溯源

本輯對應醫道根源、醫家修身課程。

《易經》乃中華文化之淵藪，『醫易相通，理無二致，可以醫而不知易乎？』（《類經附翼》）

《黃帝內經》夙尚『恬淡虛無，真氣從之；精神內守，病安從來』之旨；《道德經》一本『道法自然』、『清靜爲天下正』之宗，宗旨一貫，爲學醫者修身之書。

《漢書・五行志》：『《易》曰：「天垂象，見吉凶，聖人象之；河出圖，雒出書，聖人則之。」劉歆以爲虙羲氏繼天而王，受《河圖》，則而畫之，八卦是也；禹治洪水，賜《雒書》，法而陳之，《洪範》是也。』《尚書・洪範》爲『五行』理論之源頭。

隋代蕭吉《五行大義》集隋以前『五行』理論之大成，是研究『五行』理論必讀之書。

繁體字的意義

傳承醫道的中醫原典，採用繁體字則接近古貌，故更爲準確。

以《黃帝內經・靈樞・九針十二原》爲例：

繁體字版：『知機之道者，不可掛以髮；不知機道，叩之不發。』

簡體字版：『知机之道者，不可挂以发；不知机道，叩之不发。』

《靈樞經》在這裏談到用針守機之重要。邪正之氣各有盛衰之時，其來不可迎，其往不可及。宜補宜瀉，須靜守空中之微，待其良機。當刺之時，如發弩機之速，不可差之毫髮，於邪正往來之際而補瀉之；稍差毫髮則其機頓失。粗工不知機道，敲經按穴，發針失時，補瀉失宜，則血氣盡傷而邪氣不除。簡體字把『髮』、『發』統寫爲『发』字，給理解經文造成了障礙。

繁體字版：『方刺之時，必在懸陽，及與兩衛，神屬勿去，知病存亾。』

簡體字版：『方刺之时，必在悬阳，及与两卫，神属勿去，知病存亡。』

「衛」，《甲乙經·卷五第四》《太素·卷二十一》均作「衡」。「陽」「衡」「亾」皆在段玉裁《六書音韻表》古韻第十部陽韻；作「衛」則於韻不協。「衡」作「眉毛」解，《靈樞·论勇第五十》曰：「勇士者，目深以固，長衡直揚。」「兩衡」即「兩眉」，經文的意思是：「准備針刺之時，一定要仔細觀察患者的鼻子與眉毛附近的神彩；全神貫注不離開，由此可以知道疾病的傳變、愈否。」於醫理爲通；「衡」又作「眉上」解，《戰國策·中山策》鮑彪注：「衡，眉上。」「兩衡」指「兩眉之上」，於醫理亦通。作「兩衛」則於上下文句醫理難明。故「衛」乃「衡」形近鈔誤之字，若刊印爲簡化字「卫」，則難以知曉其當初爲「衡」形近致誤。

《醫道傳承叢書》編委會　壬辰正月

校注說明

一、本次校勘《黄帝内經靈樞》以任應秋教授舊藏明嘉靖間（一五二二～一五六六年）趙府居敬堂刻本《黄帝素問靈樞經》十二卷本（已捐贈北京中醫藥大學圖書館）爲底本，簡稱『趙府本』。因原書卷九缺失第十九頁，相關内容參閲人民衛生出版社一九五六年三月影印趙府本（書名題作『靈樞經』）。

二、校訂《黄帝内經靈樞》主校本如下：

元·至元五年（一三三九年）胡氏古林堂刊刻《新刊黄帝内經靈樞》十二卷（北京圖書館出版社二〇〇五年九月再造古籍本。簡稱『古林堂本』）。

明·無名氏刊刻《新刊黄帝内經靈樞》二十四卷（日本經絡學會一九九二年十一月影印本。簡稱『明刊本』）。

清·光緒甲申（一八八四年）京口文成堂摹刻宋版《黄帝内經靈樞》十二卷（中醫古籍出版社二〇〇三年十一月影印本。簡稱『文成堂本』）。

三、校訂《黄帝内經靈樞》參校本如下：

《黄帝内經靈樞註證發微》九卷，明·馬蒔校註（清·光緒己卯太医院藏版。简称『靈樞發微』）。

《靈樞校勘記》，顧觀光撰（浙江科學技術出版社二〇〇三年一月《近代中醫珍本集·醫經分冊》排印本）。

《靈樞經》劉衡如校注（人民衛生出版社一九六四年四月排印本。簡稱『人衛本』）。

《靈樞經校釋》河北醫學院校釋（人民衛生出版社一九八二年五月排印本）。

《黄帝内經太素》（原書三十卷，今殘存二十五卷）唐·楊上善輯注（日本東洋醫學研究會一九八一年十月影印仁和寺古鈔卷子本。簡稱《太素》）。

《黄帝内經明堂》（殘卷）唐·楊上善輯注（日本東洋醫學研究會一九八一年十月影印古鈔卷子本殘卷），簡稱《明堂》。

《黄帝三部鍼灸甲乙經》晉·皇甫謐撰（中國科學技術出版社二〇〇〇年十二月影印吳勉學刊刻《醫學六經》本。簡稱《甲乙》）。

《黄帝三部鍼灸甲乙經》晉·皇甫謐撰（日本東洋醫學研究會一九八一年十月影印明·藍格鈔本。簡稱『明鈔本《甲乙》』）。

《備急千金要方》唐·孫思邈撰（人民衛生出版社一九五五年五月影印日本江戶醫學影北宋本。簡稱『千金』）。

《外臺秘要》唐·王燾撰（人民衛生出版社一九五五年影印明經餘居刻本。簡稱『外臺』）。

《諸病源候論校注》隋·巢元方等撰　丁光迪等校注（人民衛生出版社二〇〇〇年七月排印本。簡稱『病源』）。

《新刊補註銅人腧穴鍼灸圖經》宋·王惟一撰（人民衛生出版社一九五五年十一月影印清代影刻金大定本。簡稱『銅人』）。

四、本次点校《黄帝内經靈樞》採用繁體字，豎排版，加入現代標點，並根據文義適當劃分段落，以便閱讀。凡底本訛衍倒奪之文，或參照諸書修改，或指出疑點所在，均在脚注中予以説明。

五、關於本書書名。明代趙府居敬堂本《靈樞》與《素問》合刻，《素問》各卷之首題『補注釋文黃帝內經素問』；《靈樞》各卷之首題『黃帝素問靈樞經』。按，《漢書·藝文志》曰：『《黃帝內經》十八卷。』古代醫家多認爲，古本《內經》包括《素問》、《靈樞》各八十一篇。晋·皇甫謐《甲乙經·序》、唐·王冰《素問·序》、北宋林億等『《素問》新校正』；南宋·史崧《靈樞·敘》對此均無異議。今《醫道傳承叢書》同時推出《素問》、《靈樞》重校本，爲避免混亂，參照古林堂本、明刊本《靈樞》『卷第一』所題，定書名爲『黃帝內經靈樞』。至於底本爲何題『黃帝素問靈樞經』，其中或有復雜的歷史原因，在此不多作探究。

六、關於本書各卷標題及篇名。底本各卷標題皆作『黃帝素問靈樞經卷之某』；元代古林堂本（十二卷本）《靈樞》第一卷題作『新刊黃帝內經靈樞卷第一』，第二、五、八卷題作『黃帝素問靈樞經集註卷之某』，第三、四、六、七、九、十、十一、十二卷題作『黃帝素問靈樞集註卷之某』（無『經』字）；明刊本（二十四卷本）各卷標題均作『黃帝內經靈樞卷之某』，唯獨第二卷題作『黃帝內經靈樞經集註卷第二』。鑒於本書書名已改爲『黃帝內經靈樞』，故各卷標題亦參照古林堂本、明刊本第一卷所題，統改作『黃帝內經靈樞卷之某』。

七、爲避免繁冗，本次重校對以下問題作簡化處理。第一，正文第九卷《衛氣失常第五十九》標題『失』字誤作『夫』，今據卷首《目錄》改正；第二，在本書各篇脚注中，凡初次引用《甲乙經》、《太素》等古籍，均標明卷、篇，再次引用相同卷、篇則只標書名。第三，凡發現底本中的明顯錯字，如『愓』誤作『惕』、『肓』誤作『盲』、『脘』誤作『腕』、『于』誤作『干』等，一般在首次出現時出注說明，餘皆徑改。第四，各校本與底本相異之處甚多，本次重校不逐一列舉。

八、底本中存在少量避諱字，如貞（貞）、洩（泄）等，凡發現者皆徑改，不另作説明。

九、底本中通假字一般不作改動，但有些字原書中互用，如『大』與『太』（『太深』與『大深』；『太淵』與『大淵』；『太陰』與『大陰』）、『週』與『周』，此類徑改爲規範字。

十、底本中異體字、古今字較多，爲便於閲讀，多徑改爲規範字。少數異體字對校訂誤字有意義，如『踈』字有時與『躁』相混，爲便於比較，不改作規範字『疏』。異體字中徑改者如下［『（）』内爲規範字］：

灋（法）朙（明）竆（窮）荅（答）絃（弦）沉（沈）汚（污）汙（污）𦥔（申）伸（伸）胷（胸）睪（睾）

劒（劍）麤（粗）榦（幹）骭（骭）窻（窗）俻（備）柰（奈）歃（歃）岍（岸）祕（秘）鈇（鈇）痒（癢）

悮（誤）殘（殘）飱（飧）

十一、凡底本中俗體字，皆徑改爲規範字。改動者如下：

輙（輒）徃（往）亾（亡）閇（閉）蟁（蚊）䖟（蝱）隂（陰）㬥（暴）鋭（鋭）効（效）陷（陷）痺（痹）

叅（參）决（決）禀（稟）脾（脾）兊（兌）冥（冥）冲（沖）竒（奇）倚（倚）衄（衄）卑（卑）脱（脱）

愽（博）滛（淫）冄（冉）髀（髀）兎（兔）臏（臏）眈（眈）弛（弛）瞑（瞑）瞑（瞑）嚔（嚏）紆（紆）

冝（宜）覃（覃）譚（譚）蕢（蕢）胳（絡）矇（矇）

黄帝内經靈樞目錄①

① 黄帝内經靈樞目錄：底本作『黄帝素問靈樞經目錄』，參照明刊本改；目錄結尾亦據此作修改。按，明刊本目錄結尾無終結標題。

卷之六……八五

原二十四卷，今併爲十二卷，計八十一篇

黄帝内經靈樞目録　終

黄帝内經靈樞敘①

昔黄帝作《内經》十八卷，《靈樞》九卷、《素問》九卷，迺其數焉，世所奉行唯《素問》耳。越人得其一二而述《難經》，皇甫謐次而爲《甲乙》，諸家之説悉自此始。其間或有得失，未可爲後世法則。謂如《南陽活人書》稱『欬逆者噦也』，謹按《靈樞經》曰：『新穀氣入于胃，與故寒氣相爭，故曰噦。』舉而並之，則理可斷矣。又如《難經》第六十五篇，是越人標指《靈樞·本輸》之大略，世或以爲流注。謹按《靈樞經》曰：『所言節者，神氣之所遊行出入也，非皮肉筋骨也。』又曰：『神氣者，正氣也。神氣之所遊行出入者，流注也。井滎輸經合者，本輸也。』舉而並之，則知相去不啻天壤之異。但恨《靈樞》不傳久矣，世莫能究。夫爲醫者在讀醫書耳，讀而不能爲醫者有矣，未有不讀而能爲醫者也。不讀醫書，又非世業，殺人尤毒於梃刃。是故古人有言曰：爲人子而不讀醫書，由②爲不孝也。僕本庸昧，自髫迄壯，潛心斯道，頗涉其理。輒不自揣，參對諸書，再行校正。家藏舊本《靈樞》九卷，共八十一篇，增修音釋，附于卷末，勒爲二十四卷，庶使好生之人開卷易明，了無差别。除已具狀經所屬申明外，准使府指揮依條申轉運司選官詳定，具書送秘書省國子監。今崧專訪請名醫，更乞參詳，免誤將來，利益無窮，功實有自。

時宋紹興乙亥仲夏望日錦官史崧題

①　黄帝内經靈樞敘：原作『黄帝素問靈樞經敘』，參照明刊本改。按，明刊本作『黄帝内經靈樞序』，置於文末。
②　由：通『尤』。

黄帝内經靈樞卷之一

九鍼十二原第一 法天

黄帝問於岐伯曰：余子萬民，養百姓，而收其租税。余哀其不給，而屬有疾病。余欲勿使被毒藥，無用砭石，欲以微鍼通其經脉，調其血氣，營其逆順出入之會，令可傳於後世。必明爲之法，令終而不滅，久而不絶，易用難忘，爲之經紀；異其篇①章，别其表裏，爲之終始；令各有形，先立《鍼經》。願聞其情。

岐伯答曰：臣請推而次之，令有綱紀，始於一，終於九焉。請言其道。小鍼之要，易陳而難入，粗守形，上守神，神乎神，客在門，未覩其疾，惡知其原？刺之微，在速遲，粗守關，上守機，機之動，不離其空，空中之機，清静而微，其來不可逢，其往不可追。知機之道者，不可掛以髮；不知機道，叩之不發。知其往來，要與之期，粗之闇乎，妙哉工獨有之。往者爲逆，來者爲順，明知逆順，正行無問。逆而奪之，惡得無虚？追而濟之，惡得無實？迎之隨之，以意和之，鍼道畢矣。

凡用鍼者，虚則實之，滿則泄之，宛陳則除之，邪勝則虚之。《大要》曰：徐而疾則實，疾而徐則

① 篇：原脱，據《太素·卷二十一·九鍼要道》補。

虚。言實與虚，若有若無；察後與先，若存若亡；爲虚與實，若得若失。虚實之要，九鍼最妙，補寫之時，以鍼爲之。寫曰必持内之，放而出之，排陽出①鍼，邪氣得泄。按而引鍼，是謂内温，血不得散，氣不得出也。補曰隨之隨之，意若妄②之，若行若按③，如蚊蝱止，如留如還，去如弦絶，令左屬右，其氣故止，外門已閉，中氣乃實，必無留血，急取誅之。持鍼之道，堅者爲寶，正指直刺，無鍼左右。神在秋毫，屬意病者，審視血脉④，刺之無殆。方刺之時，必在懸陽，及與兩衡⑤，神屬勿去，知病存亡。血脉者，在腧横居，視之獨澄，切之獨堅。

九鍼之名，各不同形。一曰鑱鍼，長一寸六分；二曰員鍼，長一寸六分；三曰鍉鍼，長三寸半；四曰鋒鍼，長一寸六分；五曰鈹鍼，長四寸，廣二分半；六曰員利鍼，長一寸六分；七曰毫鍼，長三寸六分；八曰長鍼，長七寸；九曰大鍼，長四寸。

鑱鍼者，頭大末鋭，去寫陽氣。員鍼者，鍼如卵形，揩摩分間，不得傷肌肉，以寫分氣。鍉鍼者，鋒如黍粟之鋭，主按脉勿陷，以致其氣。鋒鍼者，刃三隅，以發痼疾。鈹鍼者，末如劍鋒，以取大膿。員利鍼者，大如氂，且員且鋭，中身微大，以取暴氣。毫鍼者，尖如蚊蝱喙，静以徐往，微以久留，正

---

① 出：原作『得』，據《甲乙·卷五·第四》、《太素》改。
② 妄：《甲乙》作『忘』。
③ 按：《太素》、《素問·離合真邪論》皆作『悔』，義長。
④ 血脉：此下原衍『者』字，據《甲乙》、《太素》删。
⑤ 兩衡：原誤作『兩衛』，據《太素》、《甲乙》改。按，『兩衡』指两眉。

氣因之，真邪俱往，出鍼而養①，以取痛痺。長鍼者，鋒利身薄，可以取遠痺。大鍼者，尖如梃，其鋒微員，以寫機關之水也。九鍼畢矣。

夫氣之在脉也，邪氣在上，濁氣在中，清氣在下。故鍼陷脉則邪氣出，鍼中脉則濁氣出，鍼太深則邪氣反沈，病益甚②。故曰：皮肉筋脉，各有所處，病各有所宜，各不同形，各以任其所宜。無實實，無虚虚③，損不足而益有餘，是謂重病④，病益甚。取五脉者死，取三脉者恇。奪陰者死，奪陽者狂。鍼害畢矣。

刺之而氣不至，無問其數。刺之而氣至，乃去之，勿復鍼。鍼各有所宜，各不同形，各任其所爲。刺之要，氣至而有效，效之信，若風之吹雲，明乎若見蒼天。刺之道畢矣。

黄帝曰：願聞五藏六府所出之處。

岐伯曰：五藏五腧，五五二十五腧；六府六腧，六六三十六腧。經脉十二，絡脉十五，凡二十七氣以上下。所出爲井，所溜爲滎，所注爲腧，所行爲經，所入⑤爲合，二十七氣所行，皆在五腧也。節之交，三百六十五會。知其要者，一言而終，不知其要，流散無窮。所言節者，神氣之所遊行出入也，非

---

① 正氣因之，真邪俱往，出鍼而養：原作『之而養』，脱『正氣因』、『真邪俱往，出鍼』九字，據本書『九鍼論』及《甲乙·卷五·第二》、《太素·九鍼所象》補。

② 甚：原脱，據《甲乙·卷五·第四》、《太素·卷二十一·九鍼要道》補。

③ 無實實，無虚虚：原作『無實無虚』，據《素問·鍼解篇》王冰注引《鍼經》及《太素》補『實』、『虚』二字。

④ 重病：原作『甚病』，據《甲乙》、《太素》改。

⑤ 入：原作『以』，據《素問·欬論》王冰注引《靈樞》及《甲乙》、《太素》改。

皮肉筋骨也。

覩其色，察其目，知其散復。一其形，聽其動静，知其邪正。右主推之，左持而御之，氣至而去之。凡將用鍼，必先診脉，視氣之劇易，乃可以治也。五藏之氣已絶於内，而用鍼者反實其外，是謂重竭，重竭必死，其死也静。治之者，輒反其氣，取腋與膺。五藏之氣已絶于外，而用鍼者反實其内，是謂逆厥，逆厥則必死，其死也躁。治之者，反取四末。刺之害，中而不去則精泄，不中①而去則致氣。精泄則病益甚而恇，致氣則生爲癰瘍。

五藏有六府，六府有十二原，十二原出於四關，四關主治五藏，五藏有疾，當取之十二原。十二原者，五藏之所以稟三百六十五節氣味也。五藏有疾也，應出十二原，十二原②各有所出，明知其原，覩其應而知五藏之害矣。陽中之少陰，肺也，其原出於太淵，太淵二。陽中之太陽，心也，其原出於大陵，大陵二。陰中之少陽，肝也，其原出於太衝，太衝二。陰中之至陰，脾也，其原出於太白，太白二。陰中之太陰，腎也，其原出于太谿，太谿二。膏之原出於鳩尾，鳩尾一。肓之原出于脖胦，脖胦一。凡此十二原者，主治五藏六府之有疾者也。脹取三陽，飧泄取三陰。

今夫五藏之有疾也，譬猶刺也，猶污也，猶結也，猶閉也。刺雖久猶可拔也，污雖久猶可雪也，結雖久猶可解也，閉雖久猶可決也。或言久疾之不可取者，非其説也。夫善用鍼者取其疾也，猶拔刺也，猶雪污也，猶解結也，猶決閉也。疾雖久，猶可畢也。言不可治者，未得其術也。

刺諸熱者，如以手探湯。刺寒清者，如人不欲行。陰有陽疾者，取之下陵三里，正往無殆，氣下乃

---

① 不中：原誤作『害中』，據本書卷五《寒熱病》改，與《太素·卷二十一·九鍼要道》合。
② 十二原：原脱『十』字，據文成堂本補。

止，不下復始也。疾高而內者，取之陰之陵泉。疾高而外者，取之陽之陵泉也。

宛陳上音鬱，又音蘊，又於阮切　㲠莫高切又音毫　在腧春遇切　鑱鉏衡切　鍉音低　鈹音皮　蝱喙下許穢切　取三脉者恇曲王切。謹按恇謂不足也　脖胦上蒲没切。下烏朗切，又於桑切　溜謹按《難經》當作流　滎音營。絶小水也

本輸第二法地

黄帝問於岐伯曰：凡刺之道，必通十二經絡①之所終始，絡脉之所别處②，五輸之所留止③，六府之所與合，四時之所出入，五藏之所溜處，闊數之度，淺深之狀，高下所至，願聞其解。

岐伯曰：請言其次也。肺出於少商，少商者，手大指端内側也，爲井木；溜于魚際，魚際者，手魚也，爲滎；注于太淵，太淵，魚後一寸陷者中也，爲腧；行于經渠，經渠，寸口中也，動而不居，爲經；入于尺澤，尺澤，肘中之動脉也，爲合。手太陰經也。

心出於中衝，中衝，手中指之端也，爲井木；溜於勞宫，勞宫，掌中中指本節之内間也，爲滎；注于大陵，大陵，掌後兩骨之間方下者也，爲腧；行於間使，間使之道，兩筋之間，三寸之中也，有過則

① 經絡：《太素·卷十二·本輸》作『經脉』，義勝。
② 别處：《太素》作『别起』。
③ 止：原脱，據《太素·卷十一·本輸》補。

至，無過則止，爲經；入於曲澤，曲澤，肘内廉下陷者之中也，屈而得之，爲合。手少陰也。

肝出于大敦，大敦者，足大指之端及三毛之中也，爲井木；溜于行間，行間，足大指間也，爲滎；注于太衝，太衝，行間上二寸，陷者之中也，爲腧；行于中封，中封，内踝之前一寸半，陷者之中，使逆則宛，使和則通，摇足而得之，爲經；入于曲泉，曲泉，輔骨之下，大筋之上也，屈膝而得之，爲合。足厥陰也。

脾出于隱白，隱白者，足大指之端内側也，爲井木；溜于大都，大都，本節之後下陷者之中也，爲滎；注于太白，太白，腕骨①之下也，爲腧；行于商丘，商丘，内踝之下，陷者之中也，爲經；入于陰之陵泉，陰之陵泉，輔骨之下，陷者之中也，伸而得之，爲合。足太陰也。

腎出于湧泉，湧泉者，足心也，爲井木；溜于然谷，然谷，然骨之下者也，爲滎；注于太谿，太谿，内踝之後，跟骨之上，陷中者也，爲腧；行于復留，復留，上内踝二寸，動而不休，爲經；入于陰谷，陰谷，輔骨之後，大筋之下，小筋之上也，按之應手，屈膝而得之，爲合。足少陰經也。

膀胱出於至陰，至陰者，足小指之端也，爲井金；溜于通谷，通谷，本節之前外側也，爲滎；注于束骨，束骨，本節之後陷者中也，爲腧；過于京骨，京骨，足外側大骨之下，爲原；行于崑崙，崑崙，在外踝之後，跟骨之上，爲經；入于委中，委中，膕中央，爲合，委而取之。足太陽也。

膽出于竅陰，竅陰者，足小指次指之端也，爲井金；溜于俠谿，俠谿，足小指次指之間也，爲滎；注于臨泣，臨泣，上行一寸半陷者中也，爲腧；過于丘墟，丘墟，外踝之前，下陷者中也，爲原；行于

① 腕骨：《甲乙·卷三·第三十》、《太素》作「核骨」。

陽輔，陽輔，外踝之上，輔骨之前，及絶骨之端也，爲經；入于陽之陵泉，陽之陵泉，在膝外陷者中也，爲合，伸而得之。足少陽也。

胃出于厲兑，厲兑者，足大指内，次指之端也，爲井金；溜于内庭，内庭，次指外間也，爲滎；注于陷谷，陷谷者，上中指内間上行二寸陷者中也，爲腧；過于衝陽，衝陽，足跗上五寸陷者中也，爲原，摇足而得之；行于解谿，解谿，上衝陽一寸半，陷者中也，爲經；入于下陵，下陵，膝下三寸，胻骨外三里也，爲合。復下三里三寸，爲巨虚上廉。復下上廉三寸，爲巨虚下廉也。大腸屬上，小腸屬下，足陽明胃脉也。大腸小腸皆屬于胃，是足陽明也。

三焦者，上合手少陽，出于關衝。關衝者，手小指次指之端也，爲井金；溜于液門，液門，小指次指之間也，爲滎；注于中渚，中渚，本節之後陷者中也，爲腧；過于陽池，陽池，在腕上陷者之中也，爲原；行于支溝，支溝，上腕三寸，兩骨之間陷者中也，爲經；入于天井，天井，在肘外大骨之上，陷者中也，爲合，屈肘乃得之。三焦下腧，在于足大指①之前，少陽之後，出于膕中外廉，名曰委陽，是太陽絡也。手少陽經也。三焦者，足少陽太陰（一本作陽）之所將，太陽之别也，上踝五寸，别入貫腨腸，出于委陽，並太陽之正，入絡膀胱，約下焦，實則閉癃，虚則遺溺。遺溺則補之，閉癃則寫之。

手太陽小腸者，上合於太陽，出于少澤。少澤，小指之端也，爲井金；溜于前谷，前谷，在手外廉本節前陷者中也，爲滎；注于後谿，後谿者，在手外側本節之後也，爲腧；過于腕骨，腕骨，在手外側腕骨之前，爲原；行于陽谷，陽谷，在鋭骨之下，陷者中也，爲經；入于小海，小海，在肘内大骨之

① 足大指：《太素·卷十一·本輸》作「足太陽」。

外，去端半寸，陷者中也，伸臂而得之，爲合。手太陽經也。

大腸上合手陽明，出于商陽。商陽，大指次指之端也，爲井金；溜于本節之前二間，爲滎；注于本節之後三間，爲腧；過于合谷，合谷，在大指歧骨之間，爲原；行于陽谿，陽谿，在兩筋間陷者中也，爲經；入于曲池，在肘外輔骨陷者中，屈臂而得之，爲合。手陽明也。

是謂五藏六府之腧，五五二十五腧，六六三十六腧也。六府皆出足之三陽，上合于手者也。

缺盆之中，任脉也，名曰天突。（一①）次任脉側之動脉，足陽明也，名曰人迎。（二）次脉手陽明也，名曰扶突。（三）次脉手太陽也，名曰天窗。（四）次脉足少陽也，名曰天容。（五）次脉手少陽也，名曰天牖。（六）次脉足太陽也，名曰天柱。（七）次脉頸中央之脉，督脉也，名曰風府。腋内動脉，手太陰也，名曰天府。腋下三寸，手心主也，名曰天池。

刺上關者呿不能欠，刺下關者欠不能呿，刺犢鼻者屈不能伸，刺兩關②者伸不能屈。

足陽明挾喉之動脉也，其腧在膺中。手陽明次在其腧③外，不至曲頰一寸。手太陽當曲頰。足少陽在耳下曲頰之後。手少陽出耳後，上加完骨之上。足太陽挾項大筋之中髮際。陰尺動脉在五里，五腧之禁也。

肺合大腸，大腸者傳道之府；心合小腸，小腸者受盛之府；肝合膽，膽者中精之府；脾合胃，胃

① 一：《太素》無。劉衡如先生曰：「疑是後人沾注。」今從此説，加「（）」以別之。下文「（）」内文字同。
② 兩關：《太素》作「内關」。
③ 腧：《太素》無，疑衍。

者五穀之府；腎合膀胱，膀胱者津液之府也。少陽①屬腎，腎上連肺，故將兩藏。三焦者，中瀆之府也，水道出焉，屬膀胱，是孤之府也。是六府之所與合者。

春取絡脉諸滎大經分肉之間，甚者深取之，間者淺取之；夏取諸腧孫絡肌肉皮膚之上；秋取諸合，餘如春法；冬取諸井諸腧之分，欲深而留之。此四時之序，氣之所處，病之所舍，藏之所宜。轉筋者立而取之，可令遂已。痿厥者張而刺之，可令立快也。

小鍼解第三 法人

闊數下色角切　足跗下音夫　呿祛遮切　腨時兖切

所謂易陳者，易言也。難入者，難著于人也。粗守形者，守刺法也。上守神者，守人之血氣有餘不足，可補寫也。神客者，正邪共會也。神者，正氣也。客者，邪氣也。在門者，邪循正氣之所出入也。未覩其疾者，先知邪正何經之疾也。惡知其原者，先知何經之病所取之處也。

刺之微在數遲者，徐疾之意也。粗守關者，守四肢而不知血氣正邪之往來也。上守機者，知守氣也。機之動不離其空中者，知氣之虛實，用鍼之徐疾也。空中之機清淨以微者，鍼以得氣，密意守氣勿失也。其來不可逢者，氣盛不可補也。其往不可追者，氣虛不可寫也。不可掛以髮者，言氣易失也。扣

① 少陽：《甲乙·卷一·第二》、《太素》作「少陰」，義勝。

之不發者，言①不知補寫之意也，血氣已盡而氣不下也。知其往來者，知氣之逆順盛虚也。要與之期者，知氣之可取之時也。

粗之闇者，冥冥不知氣之微密也。妙哉工②獨有之者，盡知鍼意也。往者爲逆者，言氣之虚而小，小者逆也。來者爲順者，言形氣之平，平者③順也。明知逆順，正行無間④者，言知所取之處也。迎而奪之者，寫也。追而濟之者，補也。

所謂虚則實之者，氣口虚而當補之也。滿則泄之者，氣口盛而當寫之也。宛陳則除之者，去血脉也。邪勝則虚之者，言諸經有盛者，皆寫其邪也。徐而疾則實者，言徐内而疾出也。疾而徐則虚者，言疾内而徐出也。言實與虚，若有若無者，言實者有氣，虚者無氣也。察後與先，若亡若存者，言氣之虚實，補寫之先後也，察其氣之已下與常存也。爲虚與實，若得若失者，言補者佖然若有得也，寫則怳然若有失也。

夫氣之在脉也，邪氣在上者，言邪氣之中人也高，故邪氣在上也。濁氣在中者，言水穀皆入于胃，其精氣上注于肺，濁溜于腸胃，言寒温不適，飲食不節，而病生于腸胃，故命曰濁氣在中也。清氣在下者，言清濕地氣之中人也，必從足始，故曰清氣在下也。

鍼陷脉則邪氣出者，取之上。鍼中脉則濁氣出者，取之陽明合也。鍼太深則邪氣反沈者，言淺浮之

---

① 者言：原誤作『言者』，據古林堂本、明刊本乙正。

② 工：明刊本作『上』。

③ 言形氣之平，平者：疑二『平』字爲『平（丕）』形誤。明刊本、文成堂本及《太素》皆作『平（丕）』。按，『平』爲『丕』俗體，盛大之義。改作『丕』則與上文『言氣之虚而小，小者逆也』互文。

④ 間：古林堂本、明刊本及本書《九鍼十二原》作『問』，是。

病，不欲深刺也，深則邪氣從之入，故曰反沈也。皮肉筋脉各有所處者，言經絡各有所主也。取五脉者死，言病在中，氣不足，但用鍼盡大寫其諸陰之脉也。取三陽之脉者，唯言盡寫三陽之氣，令病人恇然不復也。奪陰者死，言取尺之五里，五往者也。奪陽者狂，正言也。

覩其色，察其目，知其散復，一其形，聽其動靜者，言上工知相五色于目，有知調尺寸小大緩急滑濇，以言所病也。知其邪正者，知論虛邪與正邪之風也。右主推之，左持而御之者，言持鍼而出入也。氣至而去之者，言補寫氣調而去之也。調氣在于終始一者，持心也。節之交三百六十五會者，絡脉之滲灌諸節者也。

所謂五藏之氣已絶于内者，脉口氣内絶不至，反取其外之病處與陽經之合，有留鍼以致陽氣，陽氣至則内重竭，重竭則死矣。其死也，無氣以動，故靜。所謂五藏之氣已絶于外者，脉口氣外絶不至，反取其四末之輸，有留鍼以致其陰氣，陰氣至則陽氣反入，入則逆，逆則死矣。其死也，陰氣有餘，故躁。所以察其目者，五藏使五色循明，循明則聲章，聲章者則言聲與平生異也。

佖然上皮筆切。又音必，满貌　悗然上吁往切，狂貌　深内下音納

邪氣藏府病形第四法時

黃帝問於岐伯曰：邪氣之中人也奈何？

岐伯答曰：邪氣之中人高也。

黄帝曰：高下有度乎？

岐伯曰：身半已上者，邪中之也。身半已下者，濕中之也。故曰邪之中人也，無有恒常①，中于陰則溜于府，中于陽則溜于經。

黄帝曰：陰之與陽也，異名同類，上下相會，經絡之相貫，如環無端。邪之中人，或中于陰，或中于陽，上下左右，無有恒常，其故何也？

岐伯曰：諸陽之會，皆在于面。中人也方乘虚時，及新用力，若飲食汗出，腠理開而中于邪，中于面則下陽明，中于項則下太陽，中于頰則下少陽，其中于膺背兩脇亦中其經。

黄帝曰：其中于陰奈何？

岐伯答曰：中于陰者，常從臂胻始。夫臂與胻，其陰皮薄，其肉淖澤，故俱受于風，獨傷其陰。

黄帝曰：此故傷其藏乎？

岐伯答曰：身之中于風也，不必動藏。故邪入于陰經，則其藏氣實，邪氣入而不能客，故還之於府。故中陽則溜于經，中陰則溜于府。

黄帝曰：邪之中人藏奈何？

岐伯曰：愁憂恐懼則傷心，形寒寒飲則傷肺。以其兩寒相感，中外皆傷，故氣逆②而上行。有所墮墜，惡血留内，若有所大怒，氣上而不下，積于脇下則傷肝。有所擊仆，若醉入房，汗出當風則傷脾。

---

① 無有恒常：原脱『恒』字，據《太素·卷二十七·邪中》補，與下文黄帝問語合。

② 逆：原誤作『道』，據文成堂本及《太素》改。

有所用力舉重，若入房過度，汗出浴水則傷腎。

黄帝曰：五藏之中風奈何？

岐伯曰：陰陽俱感，邪乃得往。

黄帝曰：善哉。

黄帝問於岐伯曰：首面與身形也，屬骨連筋，同血合於氣耳。天寒則裂地凌冰，其卒寒或手足懈惰，然而其面不衣，何也？

岐伯答曰：十二經脉，三百六十五絡，其血氣皆上于面而走空竅，其精陽氣上走於目而爲睛，其别氣走於耳而爲聽，其宗氣上出於鼻而爲臭，其濁氣出於胃走脣舌而爲味，其氣之津液皆上熏于面，而皮又厚，其肉堅，故天氣甚寒不能勝之也。

黄帝曰：邪之中人，其病形何如？

岐伯曰：虚邪之中身也，灑淅動形。正邪之中人也微，先見于色，不知于身，若有若無，若亡若存，有形無形，莫知其情。

黄帝曰：善哉。

黄帝問於岐伯曰：余聞之，見其色，知其病，命曰明；按其脉，知其病，命曰神；問其病，知其處，命曰工。余願聞見而知之，按而得之，問而極之，爲之奈何？

岐伯答曰：夫色脉與尺之相應也，如桴鼓影響之相應也，不得相失也。此亦本末根葉之出候也，故根死則葉枯矣。色脉形肉不得相失也，故知一則爲工，知二則爲神，知三則神且明矣。

黄帝曰：願卒聞之。

歧伯答曰：色青者，其脉弦也；赤者，其脉鉤也；黄者，其脉代也；白者，其脉毛；黑者，其脉石。見其色而不得其脉，反得其相勝之脉則死矣，得其相生之脉則病已矣。

黄帝問於歧伯曰：五藏之所生，變化之病形何如？

歧伯答曰：先定其五色五脉之應，其病乃可别也。

黄帝曰：色脉已定，别之奈何？

歧伯曰：調其脉之緩急、小大、滑濇，而病變定矣。

黄帝曰：調之奈何？

歧伯答曰：脉急者，尺之皮膚亦急；脉緩者，尺之皮膚亦緩；脉小者，尺之皮膚亦減而少氣①；脉大者，尺之皮膚亦賁而起；脉滑者，尺之皮膚亦滑；脉濇者，尺之皮膚亦濇。凡此變者，有微有甚。故善調尺者不待於寸，善調脉者不待于色，能參合而行之者，可以爲上工，上工十全九。行二者爲中工，中工十全七。行一者爲下工，下工十全六。

黄帝曰：請問脉之緩急、小大、滑濇之病形何如？

歧伯曰：臣請言五藏之病變也。心脉急甚者爲瘛瘲；微急爲心痛引背，食不下。緩甚爲狂笑；微緩爲伏梁，在心下，上下行，時唾血。大甚爲喉吤；微大爲心痺引背，善淚出。小甚爲善噦；微小爲消癉。滑甚爲善渴；微滑爲心疝引臍，小腹鳴。濇甚爲瘖；微濇爲血溢維厥，耳鳴顛疾。

肺脉急甚爲癲疾；微急爲肺寒熱，怠惰，欬唾血，引腰背胸，若鼻息肉不通。緩甚爲多汗；微緩爲

---

① 亦減而少氣：《脉經・卷四・第一》無「氣」字，義長。

痿瘻偏風，頭以下汗出不可止。大甚爲脛腫；微大爲肺痺引胸背，起惡日光。小甚爲泄；微小爲消癉。滑甚爲息賁上氣；微滑爲上下出血。濇甚爲嘔血；微濇爲鼠瘻，在頸支腋之間，下不勝其上，其應善痠矣。

肝脉急甚者爲惡言；微急爲肥氣，在脇下若覆杯。緩甚爲善嘔；微緩爲水瘕痺也。大甚爲内癰，善嘔衄；微大爲肝痺陰縮，欬引小腹。小甚爲多飲；微小爲消癉。滑甚爲㿉疝；微滑爲遺溺。濇甚爲溢飲；微濇爲瘈攣筋痺。

脾脉急甚爲瘈瘲；微急爲膈中，食飲入而還出，後沃沫。緩甚爲痿厥；微緩爲風痿，四肢不用，心慧然若無病。大甚爲擊仆；微大爲疝氣，腹裹①大膿血，在腸胃之外。小甚爲寒熱；微小爲消癉。滑甚爲㿉癃；微滑爲蟲毒蛕蝎，腹熱。濇甚爲腸㿉；微濇爲内㿉，多下膿血。

腎脉急甚爲骨癲疾；微急爲沈厥奔豚，足不收，不得前後。緩甚爲折脊；微緩爲洞，洞者食不化，下嗌還出。大甚爲陰痿；微大爲石水，起臍已下至小腹腄腄然，上至胃脘，死不治。小甚爲洞泄；微小爲消癉。滑甚爲癃㿉；微滑爲骨痿，坐不能起，起則目無所見。濇甚爲大癰；微濇爲不月沈痔。

黄帝曰：病之六變者，刺之奈何？

歧伯答曰：諸急者多寒；緩者多熱；大者多氣少血；小者血氣皆少；滑者陽氣盛，微有熱；濇者多血少氣，微有寒。是故，刺急者深内而久留之。刺緩者淺内而疾發鍼，以去其熱。刺大者微寫其氣，無出其血。刺滑者疾發鍼而淺内之，以寫其陽氣而去其熱。刺濇者必中其脉，隨其逆順而久留之，必先

① 腹裹：《脉經·卷三·第三》、《千金·卷十五·第一》作「腹裏」，義勝。

按而循之，已發鍼，疾按其痏，無令其血出，以和其脉。諸小者，陰陽形氣俱不足，勿取以鍼，而調以甘藥也。

黄帝曰：余聞五藏六府之氣，滎輸所入爲合。令何道從入？入安連過？願聞其故。

岐伯答曰：此陽脉之别入于内，屬於府者也。

黄帝曰：滎輸與合，各有名乎？

岐伯答曰：滎輸治外經，合治内府。

黄帝曰：治内府奈何？

岐伯曰：取之於合。

黄帝曰：合各有名乎？

岐伯答曰：胃合於①三里，大腸合入于巨虚上廉，小腸合入于巨虚下廉，三焦合入於委陽，膀胱合入于委中央，膽合入于陽陵泉。

黄帝曰：取之奈何？

岐伯答曰：取之三里者，低跗取之。巨虚者，舉足取之。委陽者，屈伸而索之。委中者，屈而取之。陽陵泉者，正竪膝，予之齊下，至委陽之陽取之。取諸外經者，揄申而從之。

黄帝曰：願聞六府之病。

①胃合於：據下文，「合」下脱「入」字。《甲乙·卷四·第二（下）》、《太素·卷十一·府病合輸》皆作「胃合入於」。

岐伯答曰：面熱者，足陽明病；魚絡血者，手陽明病；兩跗之上脉竪陷①者，足陽明病。此胃脉也。

大腸病者，腸中切痛而鳴濯濯，冬日重感于寒即泄，當臍而痛，不能久立，與胃同候，取巨虚上廉。

胃病者，腹䐜脹，胃脘當心而痛，上肢兩脇，膈咽不通，食飲不下，取之三里也。

小腸病者，小腹痛，腰脊控睪而痛，時窘之後，當耳前熱，若寒甚，若獨肩上②熱甚，及手小指次指之間熱，若脉陷者，此其候也。手太陽病也，取之巨虚下廉。

三焦病者，腹氣滿，小腹尤堅，不得小便，窘急，溢則爲水③，留即爲脹，候在足太陽之外大絡。大絡在太陽少陽之間，亦見于脉，取委陽。

膀胱病者，小腹偏腫而痛，以手按之，即欲小便而不得，肩上熱，若脉陷，及足小指外廉及脛踝後皆熱，若脉陷④，取委中央。

膽病者，善太息，口苦，嘔宿汁，心下澹澹，恐人將捕之，嗌中吤吤然，數唾，在足少陽之本末，亦視其脉之陷下者灸之。其寒熱者，取陽陵泉。

黄帝曰：刺之有道乎？

① 脉竪陷：「竪」爲「豎」俗體，疑乃「堅」字形誤。《甲乙·卷四·第二（下）》、《太素》作「脉堅若陷者」。
② 肩上：《太素》作「眉上」。
③ 溢則爲水：原脱「爲」字，據《太素》補。
④ 若脉陷：此三字與上文重，疑爲衍文。《甲乙·卷九·第九》無此三字。

岐伯答曰：刺此者，必中氣穴，無中肉節。中氣穴則鍼染一作遊于巷，中肉節即皮膚痛，補寫反則病益篤。中筋則筋緩，邪氣不出，與其真相摶，亂而不去，反還内著。用鍼不審，以順爲逆也。

中于膺背一作肩背　亦中其經一本作下其經　胻户當切　淖澤上奴教切，下皆同。《甲乙經》上音濁，下音液。謹詳：淖，濁也。澤，液也　入而不客一本作容　瘛瘲上治，下縱

吤音戒　噦乙劣切　息賁下音奔　痠音酸　瘕音賈　瘄徒回切　仆音付　蛕蝎上胡恢切。腹中長蟲。下胡葛切，蠹蟲也　腄竹垂切　痏榮美切　揄春朱切

睪音高，陰丸也　維厥詳此經絡有陽維、陰維，故有維厥

黄帝内經靈樞卷之一

黃帝内經靈樞卷之二

根結第五 法音

岐伯曰：天地相感，寒暖相移，陰陽之道，孰少孰多？陰道偶，陽道奇。發于春夏，陰氣少，陽氣多，陰陽不調，何補何寫？發于秋冬，陽氣少，陰氣多，陰氣盛而陽氣衰，故莖葉枯槁，濕雨下歸，陰陽相移，何寫何補？奇邪離經，不可勝數，不知根結，五藏六府，折關敗樞，開闔而走，陰陽大失，不可復取。九鍼之玄，要在終始。故能知終始，一言而畢。不知終始，鍼道咸絶。

太陽根于至陰，結于命門。命門者，目也。陽明根于厲兑，結于顙大。顙大者，鉗耳也。少陽根于竅陰，結于窗籠。窗籠者，耳中也。太陽爲關①，陽明爲闔，少陽爲樞。故關折則肉節瀆②而暴病起矣，故暴病者取之太陽，視有餘不足。瀆者，皮肉宛膲而弱也。闔折則氣無所止息，而痿疾起矣，故痿疾者取之陽明，視有餘不足。無所止息者，真氣稽留，邪氣居之也。樞折即骨繇而不安於地，故骨繇者取之少陽，視有餘不足。骨繇者，節緩而不收也。所謂骨繇者，摇故也，當窮其本也。

太陰根于隱白，結于太倉。少陰根于湧泉，結于廉泉。厥陰根于大敦，結于玉英，絡于膻中。太陰

---

① 太陽爲關：「關」，原誤作「開」，據《太素·卷十·經脉根結》、《素問·陰陽離合論》「新校正」引《九墟》改。下文四「關」字同。
② 瀆：通「殰」，敗壞之義。朱駿聲《説文通訓定聲》：「瀆，叚借為殰。」

爲關，厥陰爲闔，少陰①爲樞。故關折則倉廩無所輸膈洞，膈洞者取之太陰，視有餘不足。故關折者，氣不足而生病也。闔折即氣絶②而喜悲，悲者取之厥陰，視有餘不足。樞折則脉有所結而不通，不通者取之少陰，視有餘不足。有結者皆取之不足③。

足太陽根于至陰，溜于京骨，注于崑崙，入于天柱、飛揚也。足少陽根于竅陰，溜于丘墟，注于陽輔，入于天容、光明也。足陽明根于厲兑，溜于衝陽，注于下陵，入于人迎、豐隆也。手太陽根于少澤，溜于陽谷，注于少海，入于天窗、支正也。手少陽根于關衝，溜于陽池，注于支溝，入于天牖、外關也。手陽明根于商陽，溜于合谷，注于陽谿，入于扶突、偏歷也。此所謂十二經者，盛絡皆當取之。

一日一夜五十營，以營五藏之精，不應數者，名曰狂生。所謂五十營者，五藏皆受氣，持其脉口，數其至也。五十動而不一代者，五藏皆受氣。四十動一代者，一藏無氣。三十動一代者，二藏無氣。二十動一代者，三藏無氣。十動一代者，四藏無氣。不滿十動一代者，五藏無氣，予之短期，要在終始。所謂五十動而不一代者，以爲常也。以知五藏之期，予④之短期者，乍數乍踈⑤也。

黄帝曰：逆順五體者，言人骨節之小大，肉之堅脆，皮之厚薄，血之清濁，氣之滑濇，脉之長短，血之多少，經絡之數，余已知之矣，此皆布衣匹夫之士也。夫王公大人，血食之君，身體柔脆，肌肉軟弱，血氣慓悍滑利，其刺之徐疾淺深多少，可得同之乎？

① 少陰：原誤作「少陽」，據古林堂本、明刊本改。
② 氣絶：疑「絶」爲「弛」誤。《素問·陰陽别論》新校正引《九墟》作「氣弛」；《太素》作「氣施」，「施」與「弛」通。
③ 皆取之不足：「不足」二字衍。《太素》、《甲乙·卷二·第十九》無此二字。
④ 予：原誤作「子」，據古林堂本、明刊本改。下文「予」字同。
⑤ 踈：同「疏」。

岐伯答曰：膏粱菽藿之味，何可同也？氣滑即出疾，其氣濇則出遲。氣悍則鍼小而入淺，氣濇則鍼大而入深。深則欲留，淺則欲疾。以此觀之，刺布衣者深以留之，刺大人者微以徐之，此皆因氣慓悍滑利也。

黄帝曰：形氣之逆順奈何？

岐伯曰：形氣不足，病氣有餘，是邪勝也，急寫之。形氣有餘，病氣不足，急補之。形氣不足，病氣不足，此陰陽氣俱不足也，不可刺之，刺之則重不足，重不足則陰陽俱竭，血氣皆盡，五藏空虚，筋骨髓枯，老者絶滅，壯者不復矣。形氣有餘，病氣有餘，此謂陰陽俱有餘也，急寫其邪，調其虚實。故曰：有餘者寫之，不足者補之，此之謂也。故曰：刺不知逆順，真邪相搏。滿而補之，則陰陽四溢，腸胃充郭，肝肺内䐜，陰陽相錯。虚而寫之，則經脉空虚，血氣竭枯，腸胃僻辟，皮膚薄著，毛腠夭膲，予之死期。故曰：用鍼之要，在于知調陰與陽。調陰與陽，精氣乃光。合形與氣，使神内藏。故曰：上工平氣①，中工亂脉②，下工絶氣危生。故曰：下工不可不慎也。必審五藏變化之病，五脉之應，經絡之實虚，皮之柔粗，而後取之也。

骨繇音搖　慓悍上比昭切，下侯岸切。勇捷貌也　陽道奇音箕

① 上工平氣：疑「平」爲「丕（丕）」形誤。按，「丕」，盛大之義。若作「上工丕氣」，則與下文「下工絶氣」互文。

② 中工亂脉：據文義，疑「亂」爲「乿（治）」形誤。按，「乿」本爲古「治」字，世俗多以之代「亂」，久之音義皆訛變。宋·孫奕《示兒編·字説》曰：「『乿臣十人』之『乿』，從系，從乚，正音治。而俗從亂，乃音亂。」

壽夭剛柔第六法律

黃帝問於少師曰：余聞人之生也，有剛有柔，有弱有强，有短有長，有陰有陽，願聞其方。

少師答曰：陰中有陰，陽中有陽，審知陰陽，刺之有方，得病所始，刺之有理，謹度病端，與時相應，内合于五藏六府，外合于筋骨皮膚。是故内有陰陽，外亦有陰陽。在内者，五藏爲陰，六府爲陽；在外者，筋骨爲陰，皮膚爲陽。故曰：病在陰之陰者，刺陰之滎輸；病在陽之陽者，刺陽之合；病在陽之陰者，刺陰之經；病在陰之陽者，刺絡脉。故曰：病在陽者命曰風，病在陰者命曰痹，病陰陽俱病①命曰風痹。病有形而不痛者，陽之類也；無形而痛者，陰之類也。無形而痛者，其陽完而陰傷之也，急治其陰，無攻其陽。有形而不痛者，其陰完而陽傷之也，急治其陽，無攻其陰。陰陽俱動，乍有形，乍無形，加以煩心，命曰陰勝其陽，此謂不表不裏，其形不久。

黃帝問於伯高曰：余聞形氣病之先後，外内之應奈何？

伯高答曰：風寒傷形，憂恐忿怒傷氣。氣傷藏，乃病藏；寒傷形，乃應形；風傷筋脉，筋脉乃應。此形氣外内之相應也。

黃帝曰：刺之奈何？

伯高答曰：病九日者，三刺而已。病一月者，十刺而已。多少遠近，以此衰之。久痹不去身者，視其血絡，盡出其血。

①　病陰陽俱病：上『病』字衍，當據《甲乙・卷六・第六》删。

黄帝曰：外内之病，難易之治奈何？

伯高答曰：形先病而未入藏者，刺之半其日。藏先病而形乃應者，刺之倍其日。此外内①難易之應也。

黄帝問於伯高曰：余聞形有緩急，氣有盛衰，骨有大小，肉有堅脆，皮有厚薄，其以立壽夭奈何？

伯高答曰：形與氣相任則壽，不相任則夭。皮與肉相果則壽，不相果則夭。血氣經絡勝形則壽，不勝形則夭。

黄帝曰：何謂形之緩急？

伯高答曰：形充而皮膚緩者則壽，形充而皮膚急者則夭。形充而脉堅大者順也，形充而脉小以弱者氣衰，衰則危矣。若形充而顴不起者骨小，骨小而夭矣。形充而大肉䐃堅而有分者肉堅，肉堅則壽矣。形充而大肉無分理不堅者肉脆，肉脆則夭矣。此天之生命，所以立形定氣而視壽夭者。必明乎此，立形定氣，而後以臨病人，決死生。

黄帝曰：余聞壽夭，無以度之。

伯高答曰：牆基卑，高不及其地者，不滿三十而死。其有因加疾者，不及二十而死也。

黄帝曰：形氣之相勝，以立壽夭奈何？

伯高答曰：平人而氣勝形者壽。病而形肉脱，氣勝形者死，形勝氣者危矣。

黄帝曰：余聞刺有三變，何謂三變？

---

① 外内：原誤作『月内』，據古林堂本改，與黄帝問語合。

伯高答曰：有刺營者，有刺衛者，有刺寒痺之留經者。

黄帝曰：刺三變者奈何？

伯高答曰：刺營者出血，刺衛者出氣，刺寒痺者内熱。

黄帝曰：營衛寒痺之爲病奈何？

伯高答曰：營之生病也，寒熱少氣，血上下行。衛之生病也，氣痛時來時去，怫愾賁響，風寒客于腸胃之中。寒痺之爲病也，留而不去，時痛而皮不仁。

黄帝曰：刺寒痺内熱奈何？

伯高答曰：刺布衣者，以火焠之。刺大人者，以藥熨之。

黄帝曰：藥熨奈何？

伯高答曰：用淳酒二十升、蜀椒一升、乾薑一斤、桂心一斤，凡四種，皆㕮咀，漬酒中。用綿絮一斤、細白布四丈，并内酒中，置酒馬矢熅中，蓋封塗，勿使泄。五日五夜，出布、綿絮，曝乾之，乾復漬，以盡其汁。每漬必晬其日，乃出乾。乾，并用滓與綿絮，複布爲複巾，長六七尺，爲六七巾，則用之生桑炭炙巾，以熨寒痺所刺之處，令熱入至于病所。寒，復炙巾以熨之，三十遍而止。汗出，以巾拭身，亦三十遍而止。起步内中，無見風。每刺必熨，如此病已矣。此所謂内熱也。

顴音權　䐃堅上渠永切，下腹中䐃脂　怫愾上扶勿切，鬱也，爲意不舒①。下許氣切　㕮咀上音甫，下才與切

---

① 爲意不舒：原脱「不」字，據文義補。

官鍼第七 法星

凡刺之要，官鍼最妙。九鍼之宜，各有所爲，長短大小，各有所施也，不得其用，病弗能移。疾淺鍼深，内傷良肉①，皮膚爲癰；病深鍼淺，病氣不寫，反②爲大膿；病小鍼大，氣寫太甚，疾必爲害；病大鍼小，氣不泄寫，亦復爲敗。夫③鍼之宜，大者大寫④，小者不移。已言其過，請言其所施。

病在皮膚無常處者，取以鑱鍼于病所，膚白勿取。病在分肉間，取以員鍼于病所。病在經絡痼痺者，取以鋒鍼。病在脉，氣少當補之者，取以鍉鍼于井滎分輸。病爲大膿者，取以鈹鍼。病痺氣暴發者，取以員利鍼。病痺氣痛而不去者，取以毫鍼。病在中者，取以長鍼。病水腫不能通關節者，取以大鍼。病在五藏固居者，取以鋒鍼，寫于井滎分輸，取以四時。

凡刺有九，以⑤應九變。一曰輸刺，輸刺者刺諸經滎輸、藏腧也。二曰遠道刺，遠道刺者病在上取之下，刺府腧也。三曰經刺，經刺者刺大經之結絡經分也。四曰絡刺，絡刺者刺小絡之血脉也。五曰分刺，分刺者刺分肉之間也。六曰大寫刺，大寫刺者刺大膿以鈹鍼也。七曰毛刺，毛刺者刺浮痺皮膚也⑥。八曰巨刺，巨刺者左取右，右取左。九曰焠刺，焠刺者刺燔鍼則取痺也。

①肉：原誤作『内』，據古林堂本、明刊本改。
②反：原誤作『支』，據《太素·卷二十二·九鍼所主》、《甲乙·卷五·第二》改。
③夫：原誤作『失』，據《太素》改。
④大者大寫：原脱下『大』字，據《太素》補，與本段四字句式合。
⑤以：原誤作『日』，據古林堂本改。
⑥刺浮痺皮膚也：《甲乙》『痺』下有『于』字。

凡刺有十二節，以應十二經。一曰偶刺，偶刺者以手直心若背，直痛所，一刺前，一刺後，以治心痺，刺此者傍鍼之也。二曰報刺，報刺者刺痛無常處也，上下行者，直内無拔鍼，以左手隨病所按之，乃出鍼復刺之也。三曰恢刺，恢刺直刺傍之，舉之前後，恢筋急，以治筋痺也。四曰齊刺，齊刺者直入一，傍入二，以治寒氣小深者。或曰三刺，三刺者治痺氣小深者也。五曰揚刺，揚刺者正内一，傍内四而浮之，以治寒氣之博大者也。六曰直鍼刺，直鍼刺者引皮乃刺之，以治寒氣之淺者也。七曰輸刺，輸刺者直入直出，稀發鍼而深之，以治氣盛而熱者也。八曰短刺，短刺者刺骨痺，稍摇而深之，致鍼骨所，以上下摩骨也。九曰浮刺，浮刺者傍入而浮之，以治肌急而寒者也。十曰陰刺，陰刺者左右率刺之，以治寒厥，中寒厥，足踝後①少陰也。十一曰傍鍼刺，傍鍼刺者直刺傍刺各一，以治留痺久居者也。十二曰贊刺，贊刺者直入直出，數發鍼而淺之出血，是謂治癰腫也。

脉之所居，深不見者，刺之微内鍼而久留之，以致其空脉氣也。脉淺者勿刺，按絶其脉乃刺之，無令精出，獨出其邪氣耳。所謂三刺則穀氣出者，先淺刺絶皮，以出陽邪；再刺則陰邪出者，少益深，絶皮致肌肉，未入分肉間也；已入分肉之間，則穀氣出。故《刺法》曰：始刺淺之，以逐邪氣而來血氣；後刺深之，以致陰氣之邪；最後刺極深之，以下穀氣。此之謂也。故用鍼者不知年之所加，氣之盛衰，虚實之所起，不可以爲工也。

凡刺有五，以應五藏。一曰半刺，半刺者淺内而疾發鍼，無鍼傷肉，如拔毛狀，以取皮氣。此肺之應也。二曰豹文刺，豹文刺者左右前後鍼之，中脉爲故，以取經絡之血者。此心之應也。三曰關刺，關

① 足踝後：疑『足』上脱『取』字。《太素・卷二十二・十二刺》、《甲乙》作『取踝後』。

刺者直刺左右盡筋上，以取筋痺，愼無出血。此肝之應也。或曰淵刺，一曰豈刺。四曰合谷刺，合谷刺者左右雞足，鍼于分肉之間，以取肌痺。此脾之應也。五曰輸刺，輸刺者直入直出，深内之至骨，以取骨痺。此腎之應也。

燔鍼上音煩　恢刺上苦回切，大也。一本作怪字

本神第八 法風

黃帝問于岐伯曰：凡刺之法，先必本于神。血、脉、營、氣、精神，此五藏之所藏也。至其淫泆離藏則精失，魂魄飛揚，志意恍亂，智慮去身者，何因而然乎？天①之罪與？人之過乎？何謂德、氣、生、精、神、魂、魄、心、意、志、思、智、慮？請問其故。

岐伯答曰：天之在我者德也，地之在我者氣也，德流氣薄而生者也。故生之來謂之精，兩精相搏②謂之神，隨神往來者謂之魂，並精而出入者謂之魄，所以任物者謂之心，心有所憶謂之意，意之所存謂之志，因志而存變謂之思，因思而遠慕謂之慮，因慮而處物謂之智。故智者之養生也，必順四時而

① 天：原誤作「夭」，據明刊本、文成堂本改。
② 兩精相搏：「搏」，古林堂本及《太素·卷六·五藏精神》作「摶」，義勝。《素問·宣明五氣篇》王冰注引《靈樞經》作「薄」。按，「薄」與「摶」皆聚合之義。《廣雅·釋詁》：「摶，著也。」王念孫疏證：「摶者，聚之著也。」《廣雅·釋草》：「草聚生为薄。」又按，一說底本「搏」字不誤，乃「薄」之通假字，此說亦成立。

適寒暑，和喜怒而安居處，節陰陽而調剛柔，如是則僻邪不至，長生久視。

是故怵惕①思慮者則傷神，神傷則恐懼，流淫而不止。因悲哀動中者，竭絶而失生。喜樂者，神憚散而不藏。愁憂者，氣閉塞而不行。盛怒者，迷惑而不治。恐懼者，神蕩憚而不收。

心怵惕思慮則傷神，神傷則恐懼自失，破䐃脱肉，毛悴色夭，死于冬。脾愁憂而不解則傷意，意傷則悗亂，四肢不舉，毛悴色夭，死於春。肝悲哀動中則傷魂，魂傷則狂忘不精，不精則不正當人，陰縮而攣筋，兩脇骨不舉，毛悴色夭，死於秋。肺喜樂無極則傷魄，魄傷則狂，狂者意不存人，皮革焦，毛悴色夭，死於夏。腎盛怒而不止則傷志，志傷則喜忘其前言，腰脊不可以俛仰屈伸，毛悴色夭，死於季夏。恐懼而不解則傷精，精傷則骨痠痿厥，精時自下。是故，五藏主藏精者也，不可傷，傷則失守而陰虚，陰虚則無氣，無氣則死矣。是故用鍼者察觀病人之態，以知精神魂魄之存亡得失之意，五者以傷，鍼不可以治之也。

肝藏血，血舍魂，肝氣虚則恐，實則怒。脾藏營，營舍意，脾氣虚則四肢不用，五藏不安；實則腹脹經溲不利。心藏脉，脉舍神，心氣虚則悲，實則笑不休。肺藏氣，氣舍魄，肺氣虚則鼻塞不利少氣②，實則喘喝胸盈仰息。腎藏精，精舍志，腎氣虚則厥，實則脹，五藏不安。必審五藏之病形，以知其氣之虚實，謹而調之也。

悗亂上音悶　怵惕上恥律切。下他的切。悚懼也

① 惕：原誤作『愓』，據明刊本改。後同，不再列舉。
② 鼻塞不利少氣：《太素·卷六·五藏精神》作『息利少氣』。

終始第九 法野

凡刺之道，畢于終始，明知終始，五藏爲紀，陰陽定矣。陰者主藏，陽者主府，陽受氣于四末，陰受氣于五藏。故寫者迎之，補者隨之，知迎知隨，氣可令和。和氣之方，必通陰陽，五藏爲陰，六府爲陽。傳之後世，以血爲盟，敬之者昌，慢之者亡，無道行私，必得天殃。

謹奉天道，請言終始。終始者，經脉爲紀。持其脉口、人迎，以知陰陽有餘不足，平與不平，天道畢矣。

所謂平人者，不病。不病者脉口、人迎應四時也，上下相應而俱往來也，六經之脉不結動也，本末之寒温之相守司也，形肉血氣必相稱也，是謂平人。

少氣者，脉口、人迎俱少而不稱尺寸也。如是者則陰陽俱不足，補陽則陰竭，寫陰則陽脱。如是者可將以甘藥，不可飲以至劑①。如此者弗灸，不已者②因而寫之，則五藏氣壞矣。

人迎一盛，病在足少陽；一盛而躁，病在手少陽。人迎二盛，病在足太陽；二盛而躁，病在手太陽。人迎三盛，病在足陽明；三盛而躁，病在手陽明。人迎四盛，且大且數，名曰溢陽，溢陽爲外格。

脉口一盛，病在足厥陰；厥陰一盛而躁，在手心主。脉口二盛，病在足少陰；二盛而躁，在手少陰。脉口三盛，病在足太陰；三盛而躁，在手太陰。脉口四盛，且大且數者，名曰溢陰，溢陰爲内關。

---

① 不可飲以至劑：《太素·卷十四·人迎脉口診》作『不愈，可飲以至劑』，疑本書脱『愈』字。

② 弗灸不已者：『灸』原作『炙（炙）』，乃『灸』形誤，據《太素》改。按《太素》作『弗灸不已』，無『者』字，屬下讀。楊上善云：『爲「不灸」於義不順，「灸」當爲「久」也。』

内關不通，死，不治。

人迎與太陰脉口俱盛四倍以上，命曰關格，關格者與之短期。

人迎一盛，寫足少陽而補足厥陰，二寫一補，日一取之。必切而驗之，踈①取之上，氣和乃止。人迎二盛，寫足太陽補足少陰，二寫一補，二日一取之。必切而驗之，踈取之上，氣和乃止。人迎三盛，寫足陽明而補足太陰，二寫一補，日二取之，必切而驗之，踈取之上，氣和乃止。

脉口一盛，寫足厥陰而補足少陽，二補一寫，日一取之，必切而驗之，踈而取上，氣和乃止。脉口二盛，寫足少陰而補足太陽，二補一寫，二日一取之，必切而驗之，踈取之上，氣和乃止。脉口三盛，寫足太陰而補足陽明，二補一寫，日二取之。必切而驗之，踈而取之上，氣和乃止。所以日二取之者，太陽主胃②，大富于穀氣，故可日二取之也。

人迎與脉口俱盛三倍以上，命曰陰陽俱溢。如是者不開則血脉閉塞，氣無所行，流淫于中，五藏内傷。如此者，因而灸之，則變易而爲他病矣。

凡刺之道，氣調而止，補陰瀉陽，音氣益彰，耳目聰明，反此者血氣不行。所謂氣至而有效者，寫則益虚，虚者脉大如其故而不堅也。堅如其故者，適雖言故③，病未去也。補則益實，實者脉大如其故而益堅也。夫④如其故而不堅者，適雖言快，病未去也。故補則實，寫則虚，痛雖不隨鍼，病必衰去。

---

① 踈：同「疏」。按，當據《太素》改作「躁」，與上文「一盛而躁」合。下文五「踈」字同。
② 太陽主胃：文成堂本作「陽明主胃」；《太素·卷十四·人迎脉口診》作「太陰主胃」。
③ 故：明鈔本《甲乙·卷五·第五》、《太素》作「快」，義勝。
④ 夫：《甲乙》、《太素》作「大」，義勝。

必先通十二經脉之所生病，而後可得傳于終始矣。故陰陽不相移，虛實不相傾，取之其經。

凡刺之屬，三刺至穀氣，邪僻妄合，陰陽易居，逆順相反，沈浮異處，四時不得，稽留淫泆，須鍼而去。故一刺則陽邪出，再刺則陰邪出，三刺則穀氣至，穀氣至而止。所謂穀氣至者，已補而實，已寫而虛，故以知穀氣至也。邪氣獨去者，陰與陽未能調，而病知愈也。故曰補則實，寫則虛，痛雖不隨鍼，病必衰去矣。

陰盛而陽虛，先補其陽，後寫其陰而和之。陰虛而陽盛，先補其陰，後寫其陽而和之。

三脉動于足大指之間，必審其實虛。虛而寫之，是謂重虛，重虛病益甚。凡刺此者，以指按之，脉動而實且疾者疾寫之，虛而徐者則補之，反此者病益甚。其動也，陽明在上，厥陰在中，少陰在下。膺腧中膺，背腧中背，肩髆虛者取之上。重舌，刺舌柱以鈹鍼也。手屈而不伸者，其病在筋。伸而不屈者，其病在骨。在骨守骨，在筋守筋。

補①須一方實，深取之，稀按其痏，以極出其邪氣。一方虛，淺刺之，以養其脉，疾按其痏，無使邪氣得入。邪氣來也緊而疾，穀氣②來也徐而和。脉實者深刺之，以泄其氣；脉虛者淺刺之，使精氣無得出，以養其脉，獨出其邪氣。刺諸痛者，其脉皆實。

故曰：從腰以上者，手太陰、陽明皆主之。從腰以下者，足太陰、陽明皆主之。病在上者下取之，病在下者高取之，病在頭者取之足，病在足③者取之膕。病生於頭者頭重，生於手者臂重，生於足者足

① 補：明鈔本《甲乙》作「補瀉」。《太素·卷二十二·三刺》與本書同，楊上善曰：「量此「補」下脫一「瀉」字。」
② 穀氣：原誤作「邪氣」，據古林堂本、明刊本改。
③ 足：古林堂本、明刊本與《甲乙》、《太素》作「腰」。

重。治病者，先刺其病所從生者也。

春氣在毫毛①，夏氣在皮膚，秋氣在分肉，冬氣在筋骨。刺此病者，各以其時爲齊。故刺肥人者，以②秋冬之齊。刺瘦人者，以春夏之齊。

病痛者陰也，痛而以手按之不得者陰也，深刺之。病在上者陽也，病在下者陰也。癢者陽也，淺刺之。病先起陰者，先治其陰而後治其陽；病先起陽者，先治其陽而後治其陰。刺熱厥者，留鍼反爲寒；刺寒厥者，留鍼反爲熱。刺熱厥者，二陰一陽；刺寒厥者，二陽一陰。所謂二陰者，二刺陰也。一陽者，一刺陽也。久病者邪氣入深，刺此病者，深内而久留之，間日而復刺之，必先調其左右，去其血脉。刺道畢矣。

凡刺之法，必察其形氣。形肉未脱，少氣而脉又躁，躁厥者，必爲繆刺之，散氣可收，聚氣可布。深居靜處，占③神往來，閉戶塞牖，魂魄不散，專意一神，精氣不分④，毋聞人聲，以收其精。必一其神，令志在鍼，淺而留之，微而浮之，以移其神，氣至乃休。男内女外，堅拒勿出，謹守勿内，是謂得氣。

凡刺之禁：新内勿刺，新刺勿内；已醉勿刺，已刺勿醉；新怒勿刺，已刺勿怒；新勞勿刺，已刺勿勞；已飽勿刺，已刺勿飽；已饑勿刺，已刺勿饑；已渴勿刺，已刺勿渴；大驚大恐，必定其氣乃刺

---

① 春氣在毫毛：原脱「毫」字，據《甲乙》、《太素》補。
② 以：原脱，據《太素》、《甲乙》補，與下文「以春夏之齊」合。
③ 占：疑「与（與）」字形誤。《太素》作「與」，義勝。
④ 不分：原誤作「之分」，據《太素》改。

之。乘車來者，臥而休之，如食頃乃刺之。出行來者①，坐而休之，如行十里頃乃刺之。凡此十二禁者，其脉亂氣散，逆其營衛，經氣不次，因而刺之，則陽病入於陰，陰病出爲陽，則邪氣復生。粗工勿察，是謂伐身。形體淫濼②，乃消腦髓，津液不化，脫其五味，是謂失氣也。

太陽之脉，其終也，戴眼反折瘛瘲，其色白，絶皮乃絶汗，絶汗則終矣。少陽終者，耳聾，百節盡縱，目系絶。目系絶一日半則死矣，其死也，色青白乃死。陽明終者，口目動作，喜驚妄言，色黃，其上下之經盛而不行則終矣。少陰終者，面黑齒長而垢，腹脹閉塞，上下不通而終矣。厥陰終者，中熱嗌乾，喜溺心煩，甚則舌卷卵上縮而終矣。太陰終者，腹脹閉，不得息，氣噫善嘔，嘔則逆，逆則面赤，不逆則上下不通，上下不通則面黑皮毛燋而終矣。

黃帝內經靈樞卷之二

繆刺上眉救切　男內女外《難經》作男外女內　淫濼下述各切　齒長平聲

① 出行來者：「出」，《甲乙·卷五·第一（上）》作「步」，義勝。
② 濼：原誤作「泆」，據篇末釋音改，與《甲乙》合。

黄帝内經靈樞卷之三

經脉第十

雷公問於黄帝曰：《禁脉①》之言，凡刺之理，經脉爲始，營其所行，制其度量，内次五藏，外别六府。願盡聞其道。

黄帝曰：人始生，先成精，精成而腦髓生，骨爲幹，脉爲營，筋爲剛，肉爲牆，皮膚堅而毛髮長，穀入于胃，脉道以通，血氣乃行。

雷公曰：願卒聞經脉之始生。

黄帝曰：經脉者，所以能決死生，處百病，調虚實，不可不通。

肺手太陰之脉，起于中焦，下絡大腸，還循胃口，上膈屬肺，從肺系横出腋下，下循臑内，行少陰、心主之前，下肘中，循臂内上骨下廉，入寸口，上魚，循魚際出大指之端。其支者，從腕後直出次指内廉，出其端。是動則病肺脹滿，膨膨而喘欬，缺盆中痛，甚則交兩手而瞀，此爲臂厥。是主肺所生病者，欬，上氣喘渴，煩心胸滿，臑臂内前廉痛厥，掌中熱。氣盛有餘，則肩背痛，風寒汗出中風，小便數而欠。氣虚則肩背痛寒，少氣不足以息，溺色變。爲此諸病，盛則寫之，虚則補之，熱則疾之，寒

① 禁脉：下文見於本書《禁服》篇，疑「脉」爲「服」字形誤。《太素・卷八・經脉連環》作「禁服」。

則留之，陷下則灸之，不盛不虛，以經取之。盛者，寸口大三倍于人迎；虛者，則寸口反小于人迎也。

大腸手陽明之脉，起于大指次指之端，循指上廉，出合谷兩骨之間，上入兩筋之中，循臂上廉，入肘外廉，上臑外前廉，上肩，出髃骨之前廉，上出于柱骨之會上，下入缺盆，絡肺下膈，屬大腸。其支者，從缺盆上頸貫頰，入下齒中①，還出挾口，交人中，左之右，右之左，上挾鼻孔。是動則病齒痛頸腫。是主津②所生病者，目黄口乾，鼽衄，喉痹，肩前臑痛，大指次指痛不用。氣有餘則當脉所過者熱腫，虛則寒慄不復。爲此諸病，盛則寫之，虛則補之，熱則疾之，寒則留之，陷下則灸之，不盛不虛，以經取之。盛者人迎大三倍于寸口，虛者人迎反小於寸口也。

胃足陽明之脉，起於鼻，交頞中③，旁納（一本作约字）太陽之脉，下循鼻外，入上齒中，還出挾口，環脣，下交承漿，却循頤後下廉，出大迎，循頰車，上耳前，過客主人，循髮際，至額顱。其支者，從大迎前下人迎，循喉嚨，入缺盆，下膈，屬胃絡脾。其直者，從缺盆下乳内廉，下挾臍，入氣街中。其支者，起于胃口，下循腹裏，下至氣街中而合，以下髀關，抵伏兔，下膝臏中，下循脛外廉，下足跗，入中指内間。其支者，下廉④三寸而别，下入中指外間。其支者，别跗上，入大指間，出其端。是動則病洒洒振寒，善呻數欠，顔黑，病至則惡人與火，聞木聲則惕然而驚，心欲動，獨閉戶塞牖而處，甚則欲上高

① 入下齒中：《素問·上古天真論》王冰注引本書作「入下齒縫中」。
② 是主津：原作「是主津液」，據明鈔本《甲乙·卷二·第一（上）》、《太素》等删「液」字。劉衡如先生曰：「液爲手太陽所主，不當列此。」
③ 交頞中：此上原衍「之」字，據《甲乙》、《太素》删。
④ 下廉：《太素·卷八·經脉連環》作「下膝」。

而歌，棄衣而走，賁響腹脹，是爲骭厥。是主血所生病者，狂瘧，温淫汗出，鼽衄，口喎脣胗，頸腫喉痺，大腹水腫，膝臏腫痛，循膺、乳、氣街、股、伏兔、骭外廉、足跗上皆痛，中指不用。氣盛則身以前皆熱，其有餘于胃則消穀善饑，溺色黄。氣不足則身以前皆寒慄，胃中寒則脹滿。爲此諸病，盛則寫之，虚則補之，熱則疾之，寒則留之，陷下則灸之，不盛不虚，以經取之。盛者人迎大三倍于寸口，虚者人迎反小于寸口也。

脾足太陰之脉，起于大指之端，循指内側白肉際，過核骨後，上内踝前廉，上踹内，循脛骨後，交出厥陰之前，上膝股内前廉入腹，屬脾絡胃，上膈挾咽，連舌本，散舌下。其支者，復從胃别上膈，注心中。是動則病舌本强，食則嘔，胃脘痛，腹脹善噫，得後與氣則快然如衰，身體皆重。是主脾所生病者，舌本痛，體不能動摇，食不下，煩心，心下急痛，溏，瘕泄，水閉，黄疸，不能臥，强立①股膝内腫厥，足大指不用。爲此諸病，盛則寫之，虚則補之，熱則疾之，寒則留之，陷下則灸之，不盛不虚，以經取之。盛者寸口大三倍于人迎，虚者寸口反小于人迎也②。

心手少陰之脉，起于心中，出屬心系，下膈，絡小腸。其支者，從心系上挾咽，繫目系。其直者，復從心系却上肺，下③出腋下，下循臑内後廉，行太陰、心主之後，下肘内，循臂内後廉，抵掌後鋭④骨之端，入掌内後廉，循小指之内出其端。是動則病嗌乾心痛，渴而欲飲，是爲臂厥。是主心所生病者，

---

① 强立：《太素》作『强欠』。疑本書誤。
② 也：原脱，據古林堂本補。
③ 下：《甲乙》、《太素》作『上』，疑本書誤。
④ 鋭：原誤作『脱』，據《甲乙》、《太素》、《聖濟總録·卷一百九十一》改。

目黄脇痛，臑臂内後廉痛厥，掌中熱痛。爲此諸病，盛則寫之，虚則補之，熱則疾之，寒則留之，陷下則灸之，不盛不虚，以經取之。盛者寸口大再倍於人迎，虚者寸口反小于人迎也。

小腸手太陽之脉，起于小指之端，循手外側上腕，出踝中直上，循臂骨下廉，出肘内側兩筋之間，上循臑外後廉，出肩解，繞肩胛，交肩上，入缺盆，絡心，循咽，下膈，抵胃，屬小腸。其支者，從缺盆循頸上頰，至目鋭眥，却入耳中。其支者，别頰上䪼抵鼻，至目内眥，斜絡于顴。是動則病嗌痛頷腫，不可以顧，肩似拔，臑似折。是主液所生病者，耳聾目黄，頰腫，頸、頷、肩、臑、肘、臂外後廉痛。爲此諸病，盛則寫之，虚則補之，熱則疾之，寒則留之，陷下則灸之，不盛不虚，以經取之。盛者人迎大再倍于寸口，虚者人迎反小于寸口也。

膀胱足太陽之脉，起于目内眥，上額交巔。其支者，從巔至耳上角①。其直者，從巔入絡腦，還出别下項，循肩髆内，挾脊抵腰中，入循膂，絡腎屬膀胱。其支者，從腰中下挾脊貫臀，入膕中。其支者，從髆内左右别下貫胛，挾脊内，過髀樞，循髀外，從後廉下合膕中，以下貫踹内，出外踝之後，循京骨，至小指外側。是動則病衝頭痛，目似脱，項如拔，脊痛，腰似折，髀不可以曲，膕如結，踹如裂，是爲踝厥。是主筋所生病者，痔，瘧，狂癲疾，頭顖項痛，目黄淚出，鼽衄，項背腰尻膕踹脚皆痛，小指不用。爲此諸病，盛則寫之，虚則補之，熱則疾之，寒則留之，陷下則灸之，不盛不虚，以經取之。盛者人迎大再倍于寸口，虚者人迎反小于寸口也。

①角：原誤作『循』，據古林堂本、明刊本改。

腎足少陰之脉，起于小指之下，邪①走足心，出于然骨②之下，循内踝之後，别入跟中，以上踹内，出膕内廉，上股内後廉，貫脊，屬腎，絡膀胱。其直者，從腎上貫肝膈，入肺中，循喉嚨，挾舌本。其支者，從肺出絡心，注胸中。是動則病饑不欲食，面如漆柴，欬唾則有血，喝喝而喘，坐而欲起，目䀮䀮如無所見，心如懸，若饑狀，氣不足則善恐，心惕惕如人將捕之，是爲骨厥。是主腎所生病者，口熱舌乾，咽腫上氣，嗌乾及痛，煩心心痛，黄疸③，腸澼，脊股内後廉痛，痿厥嗜臥，足下熱而痛。爲此諸病，盛則寫之，虚則補之，熱則疾之，寒則留之，陷下則灸之，不盛不虚，以經取之。灸則强食生肉，緩帶披髮，大杖重履而步。盛者寸口大再倍于人迎，虚者寸口反小于人迎也。

心主手厥陰心包絡之脉，起于胸中，出屬心包絡，下膈，歷絡三膲。其支者，循胸出脇，下腋三寸，上抵腋下，循臑内，行太陰、少陰之間，入肘中，下臂，行兩筋之間，入掌中，循中指出其端。其支者，别掌中，循小指次指出其端。是動則病手心熱，臂肘攣急，腋腫，甚則胸脇支滿，心中憺憺大動④，面赤目黄，喜笑不休。是主脉所生病者，煩心心痛，掌中熱。爲此諸病，盛則寫之，虚則補之，熱則疾之，寒則留之，陷下則灸之，不盛不虚，以經取之。盛者寸口大一倍于人迎，虚者寸口反小于人迎也。

三焦手少陽之脉，起于小指次指之端，上出兩指之間，循手表腕，出臂外兩骨之間，上貫肘，循臑

① 邪：通『斜』。
② 然骨：原作『然谷』，據《素問·陰陽離合論》王注引《靈樞》文及《太素》改。
③ 疸：原誤作『疽』，據古林堂本、明刊本改。
④ 大動：原誤作『火動』，據古林堂本、明鈔本改。

外上肩，而交出足少陽之後，入缺盆，布膻中，散落心包，下膈，循屬三焦。其支者，從膻中上出缺盆，上項，繫耳後直上，出耳上角，以屈下頰至䪼。其支者，從耳後入耳中，出走耳前，過客主人前，交頰，至目鋭眥。是動則病耳聾渾渾焞焞，嗌腫喉痹。是主氣所生病者，汗出，目鋭眥痛，頰痛，耳後、肩、臑、肘、臂外皆痛，小指次指不用。爲此諸病，盛則寫之，虚則補之，熱則疾之，寒則留之，陷下則灸之，不盛不虚，以經取之。盛者人迎大一倍于寸口，虚者人迎反小于寸口也。

膽足少陽之脉，起于目鋭眥，上抵頭角，下耳後，循頸行手少陽之前，至肩上，却交出手少陽之後，入缺盆。其支者，從耳後入耳中，出走耳前，至目鋭眥後。其支者，别鋭眥，下大迎，合于手少陽，抵于䪼，下加頰車，下頸，合缺盆以下胸中，貫膈，絡肝屬膽，循脇裏，出氣街，繞毛際，横入髀厭中。其直者，從缺盆下腋，循胸過季脇，下合髀厭中，以下循髀陽，出膝外廉，下外輔骨之前，直下抵絶骨之端，下出外踝之前，循足跗上，入小指次指之間①。其支者，别跗上，入大指之間，循大指歧骨内出其端，還貫爪甲，出三毛。是動則病口苦，善太息，心脇痛不能轉側，甚則面微有塵，體無膏澤，足外反熱，是爲陽厥。是主骨所生病者，頭痛頷痛，目鋭眥痛，缺盆中腫痛，腋下腫，馬刀俠瘿，汗出振寒瘧，胸、脇、肋、髀、膝外至胻、絶骨、外踝前及諸節皆痛，小指次指不用。爲此諸病，盛則寫之，虚則補之，熱則疾之，寒則留之，陷下則灸之，不盛不虚，以經取之。盛者人迎大一倍于寸口，虚者人迎反小于寸口也。

肝足厥陰之脉，起于大指叢毛之際，上循足跗上廉，去内踝一寸，上踝八寸，交出太陰之後，上膕

---

① 入小指次指之間：當據《素問·陰陽離合論》王冰注引《靈樞》文及明鈔本《甲乙》、《脉經》改作『出小指次指之端』。

内廉，循股陰，入毛中，過陰器①，抵小腹，挾胃，屬肝絡膽，上貫膈，布脇肋，循喉嚨之後，上入頏顙，連目系，上出額，與督脉會于巔。其支者，從目系下頰裏，環脣内。其支者，復從肝别貫膈，上注肺。是動則病腰痛不可以俛仰，丈夫㿉疝，婦人少腹腫，甚則嗌乾，面塵脱色。是肝所生病者，胸滿，嘔逆，飧泄，狐疝，遺溺，閉癃。爲此諸病，盛則寫之，虚則補之，熱則疾之，寒則留之，陷下則灸之，不盛不虚，以經取之。盛者寸口大一倍于人迎，虚者寸口反小于人迎也。

手太陰氣絶則皮毛焦。太陰者，行氣温于皮毛者也，故氣不榮則皮毛焦，皮毛焦則津液去皮節，津液去皮節者則爪枯毛折，毛折者則毛先死。丙篤丁死，火勝金也。

手少陰氣絶則脉不通②。脉不通則血不流，血不流則髦色不澤，故其面黑如漆柴者，血先死。壬篤癸死，水勝火也。

足太陰氣絶者，則脉不榮肌肉。脣舌者，肌肉之本也，脉不榮則肌肉軟，肌肉軟則舌萎人中滿，人中滿則脣反，脣反者肉先死。甲篤乙死，木勝土也。

足少陰氣絶則骨枯。少陰者冬脉也，伏行而濡骨髓者也，故骨不濡則肉不能著也，骨肉不相親則肉軟却，肉軟却故齒長而垢，髮無澤，髮無澤者骨先死。戊篤己死，土勝水也。

足厥陰氣絶則筋絶。厥陰者肝脉也，肝者筋之合也，筋者聚于陰氣，而脉絡于舌本也。故脉弗榮則筋急，筋急則引舌與卵，故脣青舌卷卵縮，則筋先死。庚篤辛死，金勝木也。

① 過陰器：《素問・藏氣法時論》王冰注及《甲乙》、《太素》皆作『環陰器』。
② 不通：《脉經・卷三・第二》、《千金・卷十三・第一》此下有『少陰者心脉也，心者脉之合也』十二字，疑本書脱文。

五陰氣俱絶則目系轉，轉則目運，目運者爲志先死，志先死則遠一日半死矣。六陽氣絶則陰與陽相離，離則腠理發泄，絶汗乃出，故旦占夕死，夕占旦死。

經脉十二者，伏行分肉之間，深而不見。其常見者，足太陰過于内踝①之上，無所隱故也。諸脉之浮而常見者，皆絡脉也。六經絡手陽明少陽之大絡，起于五指間，上合肘中。飲酒者，衛氣先行皮膚，先充絡脉，絡脉先盛，故衛氣已平②，營氣乃滿，而經脉大盛。脉之卒然動者，皆邪氣居之，留于本末；不動則熱，不堅則陷且空，不與衆同，是以知其何脉之動③也。

雷公曰：何以知經脉之與絡脉異也？

黄帝曰：經脉者常不可見也，其虚實也以氣口知之，脉之見者皆絡脉也。

雷公曰：細子無以明其然也。

黄帝曰：諸絡脉皆不能經大節之間，必行絶道而出，入復合于皮中，其會皆見于外，故諸刺絡脉者，必刺其結上。甚血者雖無結，急取之以寫其邪而出其血，留之發爲痺也。

凡診絡脉，脉色青則寒且痛，赤則有熱。胃中寒，手魚之絡多青矣。胃中有熱，魚際絡赤。其暴黑者，留久痺也。其有赤有黑有青者，寒熱氣也。其青短者，少氣也。凡刺寒熱者，皆多血絡，必間日而一取之，血盡而止，乃調其虚實。其小而短者少氣，甚者寫之則悶，悶甚則仆，不得言，悶則急坐之也。

---

① 内踝：原誤作『外踝』，據《太素·卷九·經絡别異》改。
② 平：明鈔本及《太素》作『平（丕）』，似是。按，『丕』，盛大之義。
③ 動：《太素》作『病』，義勝。

手太陰之別，名曰列缺。起于腕上分間，並太陰之經直入掌中，散入于魚際。其病實則手鋭①掌熱，虚則欠㰦，小便遺數，取之去腕一寸半②，別走陽明也。

手少陰之別，名曰通里。去腕一寸③，別而上行，循經入于心中，繫舌本，屬目系。其實則支膈，虚則不能言。取之掌後一寸，別走太陽也。

手心主之別，名曰内關。去腕二寸，出于兩筋之間，循經以上，繫于心包，絡心系。實則心痛，虚則爲頭强④，取之兩筋間也。

手太陽之別，名曰支正。上腕五寸，内注少陰。其別者，上走肘，絡肩髃。實則節弛肘廢，虚則生肬，小者如指痂疥，取之所別也。

手陽明之別，名曰偏歷。去腕三寸，別入太陰。其別者，上循臂，乘肩髃，上曲頰偏齒。其別者，入耳，合于宗脉。實則齲聾，虚則齒寒痺隔，取之所別也。

手少陽之別，名曰外關。去腕二寸，外遶臂，注胸中，合心主。病實則肘攣，虚則不收，取之所別也。

足太陽之別，名曰飛陽。去踝七寸，別走少陰。實則鼽窒頭背痛，虚則鼽衄，取之所別也。

足少陽之別，名曰光明。去踝五寸，別走厥陰，下絡足跗。實則厥，虚則痿躄，坐不能起，取之所

---

① 手鋭：《甲乙·卷二·第一（下）》作「手兑骨」。
② 一寸半：原作「半寸」。據《太素·卷九·十五絡脉》改，與《脉經》、《銅人》合。
③ 一寸：原作「一寸半」，據明鈔本《甲乙》、《太素》、《銅人》改。
④ 頭强：《甲乙》、《脉經》、《千金·卷十三》皆作「煩心」，義勝。

别也。

足陽明之别，名曰豐隆。去踝八寸，别走太陰。其别者，循脛骨外廉，上絡頭項，合諸經之氣，下絡喉嗌。其病氣逆則喉痺卒①瘖，實則狂巔，虚則足不收，脛枯，取之所别也。

足太陰之别，名曰公孫。去本節之後一寸，别走陽明。其别者，入絡腸胃。厥氣上逆則霍亂，實則腸中切痛，虚則鼓脹，取之所别也。

足少陰之别，名曰大鍾。當踝後繞跟，别走太陽。其别者，並經上走于心包，下外貫腰脊。其病氣逆則煩悶，實則閉癃，虚則腰痛，取之所别者也②。

足厥陰之别，名曰蠡溝。去内踝五寸，别走少陽。其别者，徑脛上睪，結于莖。其病氣逆則睪腫卒疝，實則挺長，虚則暴癢，取之所别也。

任③脉之别，名曰尾翳。下鳩尾，散于腹。實則腹皮痛，虚則癢搔，取之所别也。

督脉之别，名曰長强。挾膂上項，散頭上，下當肩胛左右，别走太陽，入貫膂。實則脊强，虚則頭重，高摇之，挾脊之有過者，取之所别也。

脾之大絡，名曰大包。出淵腋下三寸，布胸脇。實則身盡痛，虚則百節盡皆縱，此脉若羅絡之血者，皆取之脾之大絡脉也。

①卒：原作『瘁』，據《太素》、《聖濟總録·卷一百九十一》改。
②所别者也：明刊本無『者』字，據前後文例，疑『者』字衍。
③任：原誤作『住』，據古林堂本改。

凡此十五絡者，實則必見，虛則必下，視之不見，求之上下，人經不同，絡脉異所別①也。

瞀音務　䪼之劣切　髀音箄　骭音旱　憺憺音淡　邪與斜同　焞焞土渾切　肬音由

經別第十一

黄帝問于岐伯曰：余聞人之合于天道也，内有五藏，以應五音、五色、五時、五味、五位也；外有六府，以應六律，六律建②陰陽諸經，而合之十二月、十二辰、十二節、十二經水、十二時、十二經脉者，此五藏六府之所以應天道。夫十二經脉者，人之所以生，病之所以成。人之所以治，病之所以起。學之所始，工之所止也。粗之所易，上之所難也。請問其離合出入奈何？

岐伯稽首再拜曰：明乎哉問也！此粗之所過，上之所息也。請卒言之。

足太陽之正，別入于膕中。其一道下尻五寸，別入于肛，屬于膀胱，散之腎，循膂當心入散。直者，從膂上出于項，復屬于太陽，此爲一經也。

足少陰之正，至膕中，別走太陽而合，上至腎，當十四顀③，出屬帶脉。直者，繫舌本，復出于

① 別：《太素》無此字，疑衍。
② 六律建：劉衡如先生曰：「六律，涉上而衍。」
③ 顀：同「椎」。清·沈彤《釋骨》：「椎，亦作顀。」

項，合于太陽，此爲一合。或①以諸陰之别皆爲正也。

足少陽之正，繞髀入毛際，合于厥陰。别者，入季脇之間，循胸裏，屬膽，散之肝，上貫心②，以上挾咽，出頤頷中，散于面，繫目系，合少陽于外眥也。

足厥陰之正，别跗上，上至毛際，合于少陽，與别俱行，此爲二合③也。

足陽明之正，上至髀，入于腹裏，屬胃，散之脾，上通于心，上循咽，出于口，上頞䪼，還繫目系，合于陽明也。

足太陰之正，上至髀，合于陽明，與别俱行，上結于咽，貫舌中。此爲三合也。

手太陽之正，指地，别于肩解，入腋走心，繫小腸也。

手少陰之正，别入于淵腋兩筋之間，屬于心，上走喉嚨，出于面，合目内眥。此爲四合也。

手少陽之正，指天，别于巔，入缺盆，下走三焦，散于胸中也。

手心主之正，别下淵腋三寸，入胸中，别屬三焦，出循喉嚨，出耳後，合少陽完骨之下，此爲五合也。

手陽明之正，從手循膺乳，别于肩髃，入柱骨下，走大腸，屬于肺，上循喉嚨，出缺盆，合于陽明也。

---

① 或：原誤作『成』，據明鈔本《甲乙·卷二·第二》、《太素·卷九·經脉正别》改。
② 散之肝，上貫心：原書『肝上』二字誤倒，據本篇足太陽、足陽明等文乙正。
③ 二合：原誤作『一合』，據古林堂本改，與《太素》合。

手太陰之正，別入淵腋少陰之前，入走肺，散之大腸①，上出缺盆，循喉嚨，復合陽明，此六合也。

尻枯毛切　肛胡公切　頣頷上以之切，下戶感切

經水第十二

黃帝問于岐伯曰：經脉十二者，外合于十二經水，而内屬于五藏六府。夫十二經水者，其有大小、深淺、廣狹、遠近各不同②，五藏六府之高下、小大、受穀之多少亦不等，相應奈何？夫經水者，受水而行之；五藏者，合神氣魂魄而藏之；六府者，受穀而行之，受氣而揚之；經脉者，受血而營之。合而以治奈何？刺之深淺，灸之壯數，可得聞乎？

岐伯答曰：善哉問也！天至高不可度，地至廣不可量，此之謂也。且夫人生于天地之間，六合之内，此天之高，地之廣也，非人力之所能度量而至也。若夫八尺之士，皮肉在此，外可度量切循而得之，其死可解剖而視之，其藏之堅脆，府之大小，穀之多少，脉之長短，血之清濁，氣之多少，十二經之多血少氣，與其少血多氣，與其皆多血氣，與其皆少血氣，皆有大數。其治以鍼艾，各調其經氣，固

① 大腸：原誤作『太陽』，據《太素·卷九·經脉正別》改。
② 同：原誤作『固』，據古林堂本、明刊本改。

其常有合乎。

黄帝曰：余聞之快于耳，不解于心，願卒聞之？

岐伯答曰：此人之所以參天地而應陰陽也，不可不察。

足太陽外合于[1]清水，内屬于膀胱而通水道焉；

足少陽外合于渭水，内屬于膽；

足陽明外合于海水，内屬于胃；

足太陰外合于湖水，内屬于脾；

足少陰外合于汝水，内屬于腎；

足厥陰外合于澠水，内屬于肝；

手太陽外合于淮水，内屬于小腸而水道出焉；

手少陽外合于漯水，内屬于三焦；

手陽明外合于江水，内屬于大腸；

手太陰外合于河水，内屬于肺；

手少陰外合于濟水，内屬于心；

手心主外合于漳水，内屬于心包。

凡此五藏六府十二經水者，外有源泉而内有所稟，此皆内外相貫，如環無端，人經亦然。故天爲

① 于：原脱，據古林堂本、明刊本補。下「于」字及「手太陽」條二「于」字同。

陽，地爲陰，腰以上爲天，腰以下爲地。故海以北者爲陰，湖以北者爲陰中之陰，漳以南者爲陽，河以北至漳者爲陽中之陰，漯以南至江者爲陽中之太陽，此一隅之陰陽也，所以人與天地相參也。

黄帝曰：夫經水之應經脉也，其遠近淺深，水血之多少各不同，合而以刺之奈何？

岐伯答曰：足陽明，五藏六府之海也，其脉大血多，氣盛熱壯，刺此者不深弗散，不留不寫也。足陽明刺深六分，留十呼。足太陽深五分，留七呼。足少陽深四分，留五呼。足太陰深三分，留四呼。足少陰深二分，留三呼。足厥陰深一分，留二呼。手之陰陽，其受氣之道近，其氣之來疾，其刺深者皆無過二分，其留皆無過一呼。其少長大小肥瘦，以心撩之，命曰法天之常。灸之亦然。灸而過此者，得惡火則骨枯脉濇。刺而過此者，則脱氣。

黄帝曰：夫經脉之小大，血之多少，膚之厚薄，肉之堅脆，及膕之大小，可爲量度乎？

岐伯答曰：其可爲度量者，取其中度也，不甚脱肉而血氣不衰也。若失①度之人，痟瘦而形肉脱者，惡可以度量刺乎？審切循捫按，視其寒温盛衰而調之，是謂因適而爲之真也②。

澠彌善切　漯通合切　以心撩之一本作『以意料之』

黄帝内經靈樞卷之三

① 失：原誤作『夫』，據《太素·卷五·十二水》、《甲乙·卷一·第七》改。
② 爲之真也：《太素》作『爲真者也』。

黄帝内經靈樞卷之四

經筋第十三

足太陽之筋，起于足小指，上結于踝，邪上結于膝，其下循足外踝①，結于踵，上循跟，結於膕。其别者，結于腨②外，上膕中内廉，與膕中并③，上結于臀，上挾脊，上項。其支者，别入結於舌本。其直者，結于枕骨，上頭下顔，結于鼻。其支者，爲目上網④，下結于頄。其支者，從腋後外廉結于肩髃。其支者，入腋下，上出缺盆，上結于完骨。其支者，出缺盆，邪上出于頄。其病小指支，跟腫痛，膕攣，脊反折，項筋急，肩不舉，腋支缺盆中紐痛，不可左右摇。治在燔鍼劫刺，以知爲數，以痛爲輸，名曰仲春痹。

足少陽之筋，起于小指次指，上結外踝，上循脛外廉，結于膝外廉。其支者，别起外輔骨，上走髀，前者結于伏兔之上，後者結于尻。其直者，上乘䏚季脇，上走腋前廉，繫于膺乳，結于缺盆。直

①　踝：當據古林堂本、明刊本、《太素·卷十三·經筋》、《甲乙·卷二·第六》改作「側」。
②　腨：原作「踹」，據《太素》、《甲乙》改。
③　并：原誤作「井」，據古林堂本、明刊本改。
④　網：當據《太素》、《甲乙》改作「綱」。

者，上出腋，貫缺盆，出太陽之前，循耳後，上額角，交巔上，下走頷，上結于頄。支者，結于目眥①，爲外維。其病小指次指支轉筋，引膝外轉筋，膝不可屈伸，膕筋急，前引髀，後引尻，即上乘䏚季脇痛，上引缺盆膺乳頸維筋急，從左之右，右目不開，上過右角，並蹻脉而行，左絡于右，故傷左角，右足不用，命曰維筋相交。治在燔鍼劫刺，以知爲數，以痛爲輸，名曰孟春痺也。

足陽明之筋，起于中三指，結于跗上，邪外上加于輔骨，上結于膝外廉，直上結于髀樞，上循脇，屬脊。其直者，上循骭，結於膝②。其支者，結于外輔骨，合少陽。其直者，上循伏兔，上結于髀，聚于陰器，上腹而布，至缺盆而結，上頸，上挾口，合于頄，下結于鼻，上合于太陽。太陽爲目上綱③，陽明爲目下綱。其支者，從頰結于耳前。其病足中指支脛轉筋，脚跳堅，伏兔轉筋，髀前腫，㿗疝，腹筋急，引缺盆及頰，卒口僻，急者目不合，熱則筋縱，目不開。頰筋有寒，則急引頰移口。有熱則筋弛縱緩不勝收，故僻。治之以馬膏，膏其急者；以白酒和桂以塗其緩者，以桑鉤鉤之，即以生桑灰置之坎中，高下與④坐等，以膏熨急頰，且飲美酒，噉美炙肉，不飲酒者自强也，爲之三拊而已。治在燔鍼劫刺，以知爲數，以痛爲輸，名曰季春痺也。

足太陰之筋，起于大指之端内側，上結于内踝。其直者，絡于膝内輔骨，上循陰股，結于髀，聚于陰器，上腹，結于臍，循腹裏，結于肋，散于胸中。其内者著于脊。其病足大指支内踝痛，轉筋痛，膝

① 結于目眥：《太素》作「結目外眥」；《甲乙》作「結於目外眥」。
② 結於膝：原闕「膝」字，空一格，據《太素》補。
③ 綱：當據《太素》、《甲乙》改作「網」。下「綱」字同。
④ 與：原誤作「以」，據《太素》、《甲乙》改。

内輔骨痛，陰股引髀而痛，陰器紐痛上①引臍，兩脇痛引膺中，脊内痛。治在燔鍼劫刺，以知爲數，以痛爲輸，命曰孟秋②痺也。

足少陰之筋，起于小指之下，並足太陰之筋，邪走内踝之下，結于踵，與太陽之筋合，而上結于内輔之下，並太陰之筋而上，循陰股，結于陰器，循脊内挾膂，上至項，結于枕骨，與足太陽之筋合。其病足下轉筋，及所過而結者皆痛及轉筋。病在此者，主癇瘛及痙，在外者不能俛，在内者不能仰。故陽病者腰反折不能俛，陰病者不能仰。治在燔鍼劫刺，以知爲數，以痛爲輸，在内者熨引飲藥。此筋折紐，紐發數甚者，死不治，名曰仲秋③痺也。

足厥陰之筋，起于大指之上，上結于内踝之前，上循胻，上結内輔之下，上循陰股，結于陰器，絡諸筋。其病足大指支内踝之前痛，内輔痛，陰股痛轉筋，陰器不用，傷於内則不起，傷於寒則陰縮入，傷於熱則縱挺不收。治在行水清陰氣。其病轉筋者，治在燔鍼劫刺，以知爲數，以痛爲輸，命曰季秋痺也。

手太陽之筋，起于小指之上，結于腕，上循臂内廉，結于肘内鋭骨之後，彈之應小指之上，入結于腋下。其支者，後走腋後廉，上繞肩胛，循脛出走④太陽之筋前⑤，結于耳後完骨。其支者，入耳中。直者，出耳上，下結于頷，上屬目外眥。其病小指支肘内鋭骨後廉痛，循臂陰入腋下，腋下痛，腋後廉

① 上：原誤作『下』，據《太素》、《甲乙》改。
② 孟秋：當據《太素》及楊上善注改作『仲秋』。
③ 仲秋：當據《太素》改作『孟秋』。
④ 走：《太素》、《甲乙》作『足』。
⑤ 筋前：原脱『筋』字，據《太素》、《甲乙》補。

痛，繞肩胛引頸而痛，應耳中鳴，痛引頷，目瞑，良久乃得視，頸筋急則爲筋瘻頸腫。寒熱在頸者，治在燔鍼劫刺之，以知爲數，以痛爲輸，其爲腫者，復而鋭之。本支者，上曲牙，循耳前，屬目外眥，上頷，結于角，其痛當所過者支轉筋。治在燔鍼劫刺，以知爲數，以痛爲輸，名曰仲夏痺也。

手少陽之筋，起于小指次指之端，結于腕，上①循臂，結于肘，上繞臑外廉，上肩走頸，合手太陽。其支者，當曲頰入繫舌本。其支者，上曲牙，循耳前，屬目外眥，上乘頷，結于角。其病當所過者即支轉筋，舌卷。治在燔鍼劫刺，以知爲數，以痛爲輸，名曰季夏痺也。

手陽明之筋，起于大指次指之端，結于腕，上循臂，上結于肘外，上臑，結于髃。其支者，繞肩胛，挾脊。直者，從肩髃上頸。其支者，上頰結于頄。直者，上出手太陽之前，上左角，絡頭，下右頷。其病當所過者支痛及轉筋，肩不舉，頸不可左右視。治在燔鍼劫刺，以知爲數，以痛爲輸，名曰孟夏痺也。

手太陰之筋，起于大指之上，循指上行，結于魚後，行寸口外側，上循臂，結肘中，上臑内廉，入腋下，出缺盆，結肩前髃，上結缺盆，下結胸裏，散貫賁，合賁下，抵季脇。其病當所過者支轉筋，痛甚成息賁，脇急吐血。治在燔鍼劫刺，以知爲數，以痛爲輸，名曰仲冬痺也。

手心主之筋，起于中指，與太陰之筋並行，結于肘内廉，上臂陰，結腋下，下散，前後挾脇。其支者，入腋，散胸中，結于臂②。其病當所過者支轉筋，前及胸痛息賁。治在燔鍼劫刺，以知爲數，以痛爲輸，名曰孟冬痺也。

---

① 上：原誤作「中」，據古林堂本、明刊本改。
② 臂：當據《太素》、《聖濟總録·卷一百九十一》改作「賁」。下節「臂」字同。

手少陰之筋，起于小指之内側，結于鋭骨，上結肘内廉，上入腋，交太陰，挾乳裏，結于胸中，循臂，下繫于臍。其病内急，心承伏梁，下爲肘綱①，其病當所過者支轉筋，筋痛。治在燔鍼劫刺，以知爲數，以痛爲輸。其成伏梁唾血膿者，死不治。

經筋之病，寒則反折筋急，熱則筋弛縱不收，陰痿不用。陽急則反折，陰急則俛不伸。焠刺者刺寒急也，熱則筋縱不收，無用燔鍼。名曰季冬痺也。

足之陽明，手之太陽，筋急則口目爲噼，眥急不能卒視，治皆如右方也。

頄音求

骨度第十四

黄帝問于伯高曰：《脉度》言經脉之長短，何以立之？

伯高曰：先度其骨節之大小、廣狹、長短，而脉度定矣。

黄帝曰：願聞衆人之度。人長七尺五寸者，其骨節之大小、長短各幾何？

伯高曰：頭之大骨圍二尺六寸。胸圍四尺五寸。腰圍四尺二寸。髮所覆者，顱至項尺二寸。髮以下

① 綱：當據《甲乙·卷二·第六》、《太素·卷十三·身度》改作『綱』。

至頤長一尺，君子終折①。

結喉以下至缺盆中長四寸。缺盆以下至髑骬長九寸，過則肺大，不滿則肺小。髑骬以下至天樞長八寸，過則胃大，不及則胃小。天樞以下至横骨長六寸半，過則廻腸廣長，不滿則狹短。横骨長六寸半。横骨上廉以下至内輔之上廉長一尺八寸。内輔之上廉以下至下廉長三寸半。内輔下廉下至内踝長一尺三寸。内踝以下至地長三寸。膝膕以下至跗屬長一尺六寸。跗屬以下至地長三寸。故骨圍大則太過，小則不及。

角以下至柱骨長一尺。行腋中不見者長四寸。腋以下至季脇長一尺二寸。季脇以下至髀樞長六寸。髀樞以下至膝中長一尺九寸。膝以下至外踝長一尺六寸。外踝以下至京骨長三寸。京骨以下至地長一寸。

耳後當完骨者廣九寸。耳前當耳門者廣一尺三寸。兩顴之間相去七寸。兩乳之間廣九寸半。兩髀之間廣六寸半。足長一尺二寸，廣四寸半。肩至肘長一尺七寸。肘至腕長一尺二寸半。腕至中指本節長四寸。本節至其末長四寸半。項髮以下至背骨長二寸半。膂骨以下至尾骶二十一節長三尺。上節長一寸四分分之一，奇分在下，故上七節至于膂骨九寸八分分之七。

此衆人骨之度也，所以立經脉之長短也。是故，視其經脉之在于身也，其見浮而堅，其見明而大者，多血；細而沈者，多氣也。

① 終折：《太素·卷十三·骨度》、《甲乙·卷二·第七》作『參折』。

䯏骬 上許竭切，又許伐切。下云居切　髀 步米切，股也

五十營第十五

黃帝曰：余願聞五十營奈何？

岐伯答曰：天周二十八宿，宿三十六分，人氣行一周千八分。日行二十八宿，人經脉上下、左右、前後二十八脉，周身十六丈二尺，以應二十八宿，漏水下百刻，以分晝夜。故人一呼，脉再動，氣行三寸；一吸，脉亦再動，氣行三寸。呼吸定息，氣行六寸。十息，氣行六尺。二十七息，氣行一丈六尺二寸①，日行二分。二百七十息，氣行十六丈二尺，氣行交通于中，一周于身，下水二刻，日行二十分五②。五百四十息，氣行再周于身，下水四刻，日行四十分。二千七百息，氣行十周于身，下水二十刻，日行五宿二十分。一萬三千五百息，氣行五十營于身，水下百刻，日行二十八宿，漏水皆盡，脉終矣。所謂交通者，并行一數也。故五十營備，得盡天地之壽矣，凡行八百一十丈也。

營氣第十六

黃帝曰：營氣之道，內穀爲寶。穀入于胃，乃傳之肺，流溢于中，布散于外，精專者行于經隧，常

---

① 二十七息，氣行一丈六尺二寸：此十二字原脫。據《醫學綱目·卷一·陰陽》樓英注補。

② 二十分五：《太素·卷十二·營五十周》作「二十分」；《甲乙·卷一·第九》作「二十分有奇」。疑本書「五」字衍。

營無已，終而復始，是謂天地之紀。

故氣從太陰出，注手陽明，上行注足陽明，下行至跗上，注大指間，與太陰合，上行抵髀①。從脾注心中，循手少陰出腋下臂，注小指，合手太陽。上行乘腋出䪼内，注目内眥，上巔下項，合足太陽。循脊下尻，下行注小指之端，循足心，注足少陰。上行注腎。從腎注心，外散于胸中，循心主脉出腋下臂，出兩筋之間，入掌中，出中指之端，還注小指次指之端，合手少陽。上行注膻中，散于三焦，從三焦注膽，出脇，注足少陽。下行至跗上，復從跗注大指間，合足厥陰。上行至肝。從肝上注肺，上循喉嚨，入頏顙之竅，究于畜門。其支别者，上額循巔下項中，循脊入骶，是督脉也。絡陰器，上過毛中，入臍中，上循腹裏，入缺盆，下注肺中，復出太陰。此營氣之所行也，逆順之常也。

濁者一本作淖，滑利也　入骶音氏

脉度第十七

黃帝曰：願聞脉度。

岐伯答曰：手之六陽，從手至頭長五尺，五六三丈。手之六陰，從手至胸中三尺五寸，三六一丈八尺，五六三尺，合二丈一尺。足之六陽，從足上至頭八尺，六八四丈八尺。足之六陰，從足至胸中六尺

① 髀：《太素·卷十二·營衛氣别》、《甲乙·卷一·第十》作「脾」。按，據前後文義，當改作「脾」。

五寸，六六三丈六尺，五六三尺，合三丈九尺。蹻脉，從足至目七尺五寸，二七一丈四尺，二五一尺，合一丈五尺。督脉、任脉各四尺五寸，二四八尺，二五一尺，合九尺。凡都合一十六丈二尺，此氣之大經隧也。經脉爲裏，支而横者爲絡，絡之别者爲孫。盛而血者疾誅之，盛者寫之，虛者飲藥以補之。

五藏常内閱于上七竅也，故肺氣通于鼻，肺和則鼻能知臭香矣。心氣通于舌，心和則舌能知五味矣。肝氣通于目，肝和則目能辨五色矣。脾氣通于口，脾和則口能知五穀矣。腎氣通于耳，腎和則耳能聞五音矣。五藏不和則七竅不通，六府不和則留爲癰。故邪在府則陽脉不和，陽脉不和則氣留之，氣留之則陽氣盛矣。陽氣太盛則陰脉①不利，陰脉不利則血留之，血留之則陰氣盛矣。陰氣太盛則陽氣不能榮也，故曰關。陽氣太盛則陰氣弗能榮也，故曰格。陰陽俱盛，不得相榮，故曰關格。關格者，不得盡期而死也。

黃帝曰：蹻脉安起安止？何氣榮水②？

岐伯答曰：蹻脉者少陰之别，起于然骨之後，上内踝之上，直上循陰股入陰，上循胸裏，入缺盆，上出人迎之前，入頄，屬目内眥，合于太陽、陽蹻而上行，氣並相還則爲濡目，氣不榮則目不合。

黃帝曰：氣獨行五藏，不榮六府，何也？

岐伯答曰：氣之不得無行也，如水之流，如日月之行不休。故陰脉榮其藏，陽脉榮其府，如環之無端，莫知其紀，終而復始。其流溢之氣，内溉藏府，外濡腠理。

---

① 脉：原脱。據《太素·卷六·藏府氣液》、《甲乙·卷一·第四》補，與下文「陰脉不利」合。

② 水：當據《太素·卷十·陰陽喬脉》改作「此」；《甲乙·卷二·第二》作「也」，亦通。

黄帝曰：蹻脉有陰陽，何脉當其數？

岐伯答曰：男子數其陽，女子數其陰，當數者爲經，其不當數者爲絡也。

蹻脉渠略切，又音喬　經隧音遂

營衛生會第十八

黄帝問于岐伯曰：人焉受氣？陰陽焉會？何氣爲營？何氣爲衛？營安從生？衛于焉會？老壯不同氣，陰陽異位，願聞其會。

岐伯答曰：人受氣于穀，穀入于胃，以傳與肺，五藏六府，皆以受氣。其清者爲營，濁者爲衛。營在脉中，衛在脉外，營周不休，五十而復大會。陰陽相貫，如環無端。衛氣行于陰二十五度，行于陽二十五度，分爲晝夜。故氣至陽而起，至陰而止。故曰：日中而陽隴爲重陽，夜半而陰隴爲重陰。故太陰主内，太陽主外，各行二十五度，分爲晝夜。夜半爲陰隴，夜半後而爲陰衰，平旦陰盡而陽受氣矣。日中而陽隴，日西而陽衰，日入陽盡而陰受氣矣。夜半而大會，萬民皆卧，命曰合陰。平旦陰盡而陽受氣，如是無已，與天地同紀。

黄帝曰：老人之不夜瞑者，何氣使然？少壯之人不晝瞑者，何氣使然？

岐伯答曰：壯者之氣血盛，其肌肉滑，氣道通，營[①]衛之行不失其常，故晝精而夜瞑。老者之氣血衰，其肌肉枯，氣道濇，五藏之氣相搏，其營氣衰少而衛氣内伐，故晝不精，夜不瞑。

黄帝曰：願聞營衛之所行，皆何道從來？

岐伯答曰：營出于中焦，衛出于下焦[②]。

黄帝曰：願聞三焦之所出。

岐伯答曰：上焦出于胃上口，並咽以上，貫膈而布胸中，走腋，循太陰之分而行，還至陽明，上至舌，下足陽明，常與營俱行于陽二十五度，行于陰亦二十五度，一周也，故五十度而復大會于手太陰矣。

黄帝曰：人有熱，飲食下胃，其氣未定，汗則出，或出于面，或出于背，或出于身半，其不循衛氣之道而出，何也？

岐伯曰：此外傷于風，内開腠理，毛蒸理泄，衛氣走之，固不得循其道。此氣慓悍滑疾，見開而出，故不得從其道，故命曰漏泄。

黄帝曰：願聞中焦之所出。

岐伯答曰：中焦亦並胃中，出上焦之後。此所受氣者，泌糟粕，蒸津液，化其精微，上注于肺脉，乃化而爲血，以奉生身，莫貴于此，故獨得行于經隧，命曰營氣。

① 營：原作『榮』，據古林堂本、明刊本改，與本篇標題及下節黄帝問語合。
② 下焦：《太素·卷十二·營衛氣别》作『上焦』，義勝。

黄帝曰：夫血之與氣，異名同類，何謂也？

岐伯答曰：營衛者，精氣也。血者，神氣也。故血之與氣，異名同類焉。故奪血者無汗，奪汗者無血。故人生有兩死而無兩生。

黄帝曰：願聞下焦之所出。

岐伯答曰：下焦者，別廻腸，注于膀胱而滲入焉。故水穀者常并居于胃中，成糟粕而俱下于大腸，而成下焦，滲而俱下，濟泌別汁，循下焦而滲入膀胱焉。

黄帝曰：人飲酒，酒亦入胃。穀未熟而小便獨先下，何也？

岐伯答曰：酒者，熟穀之液也，其氣悍以清，故後穀而入，先穀而液出焉。

黄帝曰：善。余聞上焦如霧，中焦如漚，下焦如瀆，此之謂也。

四時氣第十九

黄帝問于岐伯曰：夫四時之氣，各不同形。百病之起，皆有所生。灸刺之道，何者爲定？一本作實。

岐伯答曰：四時之氣，各有所在，灸刺①之道，得氣穴爲定。故春取經血脉②分肉之間，甚者深刺

①　刺：原誤作『別』，據《甲乙·卷五·第一》、《太素·卷二十三·雜刺》改。

②　經血脉：《甲乙》作『經與脉』。

之，間者淺刺之。夏取盛經孫絡，取分間，絕皮膚。秋取經腧，邪在府，取之合。冬取井①滎，必深以留之。

温瘧汗不出，爲五十九痏。風㽷膚脹，爲五十七痏，取皮膚之血者，盡取之。飧泄，補三陰之上②，補陰陵泉。皆久留之，熱行乃止。轉筋于陽治其陽，轉筋于陰治其陰，皆卒刺之。

徒㽷，先取環谷下三寸，以鈹鍼鍼之，已刺而筩之，而内之，入而復之③，以盡其㽷，必堅束之，束緩④則煩悗，束⑤急則安靜。間日一刺之，㽷盡乃止。飲閉藥，方刺之時徒飲之。方飲無食，方食無飲，無食他食百三十五日。

著痺不去，久寒不已，卒取其三里。骨爲幹，腸中不便，取三里，盛寫之，虚補之。

癘風者，素刺其腫上，已刺，以銳鍼鍼其處，按出其惡氣，腫盡乃止。常食方食，無食他食。

腹中常鳴，氣上衝胸，喘不能久立，邪在大腸。刺肓⑥之原、巨虚上廉、三里。

小腹控睾，引腰脊，上衝心，邪在小腸者，連睾系，屬于脊，貫肝肺，絡心系。氣盛則厥逆，上衝腸胃，燻肝，散于肓，結于臍。故取之肓原以散之，刺太陰以予之，取厥陰以下之，取巨虚下廉以去之，按其所過之經以調之。

---

① 井：原誤作『并』，據古林堂本、明刊本改。
② 三陰之上：《甲乙・卷十一・第五》作『三陰交，上』。
③ 入而復之：《甲乙・卷八・第四》作『入而復出』。
④ 必堅束之，束緩：原作『必堅來緩』，據《太素》、《甲乙》補改。
⑤ 束：原誤作『來』，據《太素》、《甲乙》改。
⑥ 肓：原誤作『盲』，據明鈔本《甲乙・卷九・第七》改。下『肓』字同。

善嘔，嘔有苦，長太息，心中憺憺，恐人將捕之，邪在膽，逆在胃，膽液泄則口苦，胃氣逆則嘔苦，故曰嘔膽。取三里以下胃氣逆，則刺少陽血絡以閉膽逆，却調其虛實以去其邪。

飲食不下，膈塞不通，邪在胃脘。在上脘則刺抑而下之，在下脘則散而去之。

小腹痛腫，不得小便，邪在三焦約，取之太陽大絡，視其絡脉與厥陰小絡結而血者，腫上及胃脘，取三里。

覩其色，察其目①，知其散復者，視其目色以知病之存亡也。一其形，聽其動靜者，持氣口、人迎以視其脉，堅且盛且滑者病日進，脉軟者病將下，諸經實者病三日已。氣口候陰，人迎候陽也。

風㽷尸類切　筩音同　著痺上直略切，下音閉　鋭針上余惠切，芒也

黄帝内經靈樞卷之四

① 目：原作「以」。因「以」之古體作「㠯」，故有此誤。據《太素·卷二十三·雜刺》、本書《九鍼十二原》、《小鍼解》改。

黄帝内經靈樞卷之五

五邪第二十

邪在肺，則病皮膚痛，寒熱，上氣喘，汗出，欬動肩背。取之膺中外腧，背三節五藏一本作五顀①，又五節之傍，以手疾按之，快然，乃刺之，取之缺盆中以越之。

邪在肝，則兩脇中痛，寒中，惡血在内，行②善掣，節時脚腫③。取之行間以引脇下，補三里以温胃中，取血脉以散惡血，取耳間青脉以去其掣。

邪在脾胃，則病肌肉痛，陽氣有餘，陰氣不足，則熱中善饑；陽氣不足，陰氣有餘，則寒中腸鳴腹痛；陰陽俱有餘，若俱不足，則有寒有熱。皆調于三里。

邪在腎，則病骨痛陰痹，陰痹者按之而不得，腹脹腰痛，大便難，肩背頸項痛，時眩。取之湧泉、崑崙，視有血者盡取之。

邪在心，則病心痛，喜悲，時眩仆。視有餘不足而調之其輸也。

① 顀：原誤作『顴』，據篇末釋音改。按，『顀』與『椎』同。
② 行：當據《甲乙·卷九·第四》、《脉經·卷六·第一》、《千金·卷十一·第一》改作『胻』。按，『胻』與『脛』義同。
③ 節時脚腫：『脚』字衍，當據《甲乙》、《太素·卷二十二·五藏刺》删。

顀音椎

寒熱病第二十一

皮寒熱者，不可附席，毛髮焦，鼻槁腊，不得汗。取三陽之絡，以補手太陰。肌寒熱者，肌痛，毛髮焦而脣槁腊，不得汗。取三陽于下，以去其血者，補足太陰以出其汗。骨寒熱者，病無所安，汗注不休。齒未槁，取其少陰于陰股之絡；齒已槁，死不治。骨厥亦然。骨痺，舉節不用而痛，汗注煩心，取三陰一本作三陽之經補之。身有所傷，血出多，及中風寒，若有所墮墜，四支懈惰不收，名曰體惰，取其小腹臍下三結交。三結交者，陽明、太陰也。臍下三寸，關元也。厥痺者，厥氣上及腹，取陰陽之絡，視主病也，寫陽補陰經也。

頸側之動脉人迎。人迎，足陽明也，在嬰筋之前。嬰筋之後，手陽明也，名曰扶突。次脉，足少陽脉也，名曰天牖。次脉，足太陽也，名曰天柱。腋下動脉，臂太陰也，名曰天府。陽迎頭痛，胸滿不得息，取之人迎。暴瘖氣鞕①，取扶突與舌本出血。暴聾氣蒙，耳目不明，取天牖。暴攣癇眩，足不任身，取天柱。暴癉内逆，肝肺相摶②，血溢鼻口，取天府。此爲天牖五部。

臂陽明有入頄偏齒者，名曰大迎，下齒齲取之，臂惡寒補之，不惡寒寫之。足太陽有入頄偏齒者，

---

① 鞕：與『鯁』通。

② 摶：當據明刊本作『搏』。明鈔本《甲乙・卷九・第三》、《太素・卷二十六・寒熱雜説》均作『薄』。《明堂・卷一》作『搏』，字之右小注曰：『音博。』

名曰角孫，上齒齲取之，在鼻與頄前。方病之時其脉盛，盛則寫之，虚則補之。一曰取之出鼻外①。足陽明有挾鼻入于面者，名曰懸顱，屬口，對入繫目本，視有過者取之，損有餘，益不足，反者益甚②。足太陽有通項入于腦者，正屬目本，名曰眼系，頭目苦痛取之，在項中兩筋間，入腦乃别。陰蹻陽蹻，陰陽相交，陽入陰，陰出陽，交于目鋭眥，陽氣盛則瞋目，陰氣盛③則瞑目。

熱厥取足太陰、少陽，皆留之。寒厥取足陽明、少陰于足，皆留之。舌縱涎下，煩悗，取足少陰。振寒洒洒，鼓頷，不得汗出，腹脹煩悗，取手太陰。

刺虚者，刺其去也；刺實者，刺其來也。春取絡脉，夏取分腠，秋取氣口，冬取經輸。凡此四時，各以時爲齊。絡脉治皮膚，分腠治肌肉，氣口治筋脉，經輸治骨髓五藏。

身有五部：伏兔一；腓二，腓者腨也；背三；五藏之腧四；項五。此五部有癰疽者死。

病始手臂者，先取手陽明、太陰而汗出。病始頭首者，先取項太陽而汗出。病始足胻者，先取足陽明而汗出。臂太陰可汗出，足陽明可汗出。故取陰而汗出甚者，止之于陽；取陽而汗出甚者，止之於陰。凡刺之害，中而不去則精泄，不中而去則致氣。精泄則病甚而恇，致氣則生爲癰疽也。

槁腊下思亦切　齲丘禹切，齒蠹也　頄逵、仇二音。面頰也　悗音悶　腓音肥

① 鼻外：《太素·卷二十六·寒熱雜説》、《甲乙·卷十二·第六》作『眉外』。
② 甚：原誤作『其』，據《太素》、《甲乙·卷十二·第四》改。
③ 盛：明鈔本《甲乙》、《千金·卷六·第一》作『絶』。

癲狂第二十二

目眥外決于面者爲鋭眥，在内近鼻者爲内眥。上爲外眥，下爲内眥①。

癲疾始生，先不樂，頭重痛，視舉目赤，甚②作極已而煩心，候之于顔，取手太陽、陽明、太陰，血變而止。癲疾始作而引口啼呼喘悸者，候之手陽明、太陽，左强者攻其右，右强者攻其左，血變而止。癲疾始作，先反僵，因而脊痛，候之足太陽、陽明、太陰、手太陽，血變而止。

治癲疾者，常與之居，察③其所當取之處，病至視之，有過者寫之，置其血于瓠壺之中，至其發時，血獨動矣。不動，灸窮骨二十壯。窮骨者，骶骨也。

骨癲疾者，顑齒諸腧分肉皆滿，而骨居，汗出煩悗，嘔多沃沫，氣下泄，不治。筋癲疾者，身倦攣急，脉大④，刺項大經之大杼。嘔多沃沫，氣下泄，不治。脉癲疾者，暴仆，四肢之脉皆脹而縱。脉滿，盡刺之出血；不滿，灸之，挾項太陽，灸帶脉于腰相去三寸，諸分肉本輸。嘔多沃沫，氣下泄，不治。

癲疾者，疾發如狂者，死不治。

狂始生，先自悲也，喜忘苦怒善恐者，得之憂饑，治之取手太陰、陽明，血變而止，及取足太陰、陽明。狂始發，少臥不饑，自高賢也，自辯智也，自尊貴也，善罵詈，日夜不休，治之取手陽明、太

---

① 目眥外決于……下爲内眥：此二十六字與本篇内容不合，疑爲錯簡文，或有脱誤。
② 甚：當據《太素·卷三十·癲疾》、《千金·卷十四·第五》引《甲乙》改作「其」。
③ 察：原作「祭」，據古林堂本、明刊本改。按，《説文·言部》：「詧，言微親詧也。」，則「祭」或爲「詧」字形誤，待考。
④ 脉大：原書「脉」字誤刻於下文「大杼」之下，據《甲乙·卷十一·第二》《千金·卷十四·第五》乙正。

陽、太陰、舌下、少陰，視之盛者皆取之，不盛釋之也。

狂言，驚，善笑，好歌樂，妄行不休者，得之大恐。治之取手陽明、太陽、太陰。狂，目妄見，耳妄聞，善呼者，少氣之所生也，治之取手太陽、太陰、陽明、足太陰、頭兩顑。狂者多食，善見鬼神，善笑而不發于外者，得之有所大喜，治之取足太陰、太陽、陽明，後取手太陰、太陽、陽明。狂而新發，未應如此者，先取曲泉左右動脉，及盛者見血，有頃已。不已，以法取之，灸骨骶二十壯。

風逆，暴四肢腫，身漯漯，唏然時寒，饑則煩，飽則善變，取手太陰表裏，足少陰、陽明之經，肉清取滎，骨清取井、經也。

厥逆爲病也，足暴清，胸若將裂，腸若將以刀切之，煩而不能食，脉大小皆濇，煖取足少陰，清取足陽明，清則補之，温則寫之。厥逆腹脹滿，腸鳴，胸滿不得息，取之下胸二脇欬而動手者，與背腧以手按之立快者是也。内閉不得溲，刺足少陰、太陽與骶上，以長鍼；氣逆則取其太陰、陽明；厥甚①取少陰、陽明動者之經也。

少氣，身漯漯也，言吸吸也，骨痠體重，懈惰不能動，補足少陰。短氣，息短不屬，動作氣索，補足少陰，去血絡也。

倦攣上音權　顑口感切，面黄起行　唏許几切，笑也

① 厥甚：原誤作「厥陰甚」，據《太素·卷三十·厥逆》、《甲乙·卷九·第十》删「陰」字。

熱病第二十三

偏枯，身偏不用而痛，言不變，志不亂，病在分腠之間，巨鍼取之。益其不足，損其有餘，乃可復也。

痱之爲病也，身無痛者，四肢不收，智亂不甚，其言微知，可治。甚則不能言，不可治也。病先起于陽，後入于陰者，先取其陽，後取其陰，浮而取之。

熱病三日，而氣口靜，人迎躁者，取之諸陽，五十九刺，以寫其熱而出其汗，實其陰以補其不足者。身熱甚，陰陽皆靜者，勿刺也。其可刺者，急取之，不汗出則泄。所謂勿刺者，有死徵也。熱病七日八日，脉口動，喘而短（一本作弦）者，急刺之。汗且自出，淺刺手大指間。熱病七日八日，脉微小，病者溲血，口中乾，一日半而死。脉代者，一日死。熱病已得汗出，而脉尚躁，喘且復熱，勿刺膚①，喘甚者死。熱病七日八日，脉不躁，躁不散數，後三日中有汗；三日不汗，四日死。未曾汗者，勿腠②刺之。

熱病先膚痛，窒鼻充面，取之皮，以第一鍼，五十九刺③。苛軫鼻，索皮于肺，不得索之火，火者心也。

熱病先身濇，倚而熱④，煩悗，乾脣口嗌，取之皮，以第一鍼，五十九刺。膚脹口乾，寒汗出，索

---

① 勿刺膚：《太素·卷二十五·熱病説》、《甲乙·卷七·第一（中）》作「勿庸刺」，義勝。
② 腠：《太素》、《甲乙》作「庸」，義勝。
③ 刺：原脱，據《甲乙》補。下文兩處「五十九刺」之「刺」同。
④ 倚而熱：明鈔本《甲乙》注文引《靈樞》文作「煩而熱」，義勝。

脉于心，不得索之水，水者腎也。

熱病嗌乾多飲，善驚，卧不能起，取之膚肉，以第六鍼，五十九刺。目眥青，索肉于脾，不得索之木，木者肝也。

熱病面青腦痛①，手足躁，取之筋間，以第四鍼于四逆。筋躄目浸，索筋于肝，不得索之金，金者肺也。

熱病數驚，瘛瘲而狂，取之脉，以第四鍼，急寫有餘者。癲疾毛髮去，索血于心，不得索之水，水者腎也。

熱病身重骨痛，耳聾而好瞑，取之骨，以第四鍼，五十九刺。骨病不食，齧齒耳青，索骨于腎，不得索之土，土者脾也。

熱病不知所痛，耳聾，不能自收，口乾，陽熱甚，陰頗有寒者，熱在髓，死，不可治。

熱病頭痛，顳顬目瘳脉痛，善衄，厥熱病也，取之以第三鍼，視有餘不足。

寒熱痔，熱病體重，腸中熱，取之以第四鍼，於其腧及下諸指間，索氣于胃絡，得氣也。

熱病挾臍急痛，胸脇滿，取之湧泉與陰陵泉，取以第四鍼，鍼嗌裏。

熱病而汗且出，及脉順可汗者，取之魚際、太淵、大都、太白，寫之則熱去，補之則汗出。汗出太甚，取内踝上横脉以止之。

熱病已得汗，而脉尚躁盛，此陰脉之極也，死。其得汗而脉靜者，生。熱病者，脉尚盛躁而不得汗

---

① 面青腦痛：『面青腦』乃『而胷脇』形誤。當據《素問・卷九・刺熱篇第三十二》新校正引《靈樞經》改作『而胸脇痛』，與《甲乙・卷七・第一（中）》、《太素・卷二十五・熱病説》、《脉經・卷七・第十三》合。

者，此陽脉之極也，死。脉盛躁得汗靜者，生。

熱病不可刺者有九：一曰汗不出，大顴發赤，噦者死。二曰泄而腹滿甚者死。三曰目不明，熱不已者死。四曰老人嬰兒熱而腹滿者死。五曰汗不出，嘔下血者死。六曰舌本爛，熱不已者死。七曰欬而衄，汗不出，出不至足者死。八曰髓熱者死。九曰熱而痓者死，腰反折①，瘛瘲，齒噤齘也。凡此九者，不可刺也。

所謂五十九刺者，兩手外内側各三，凡十二痏；五指間各一，凡八痏，足亦如是；頭入髮一寸傍三分各三，凡六痏；更入髮三寸邊五，凡十痏；耳前後口下者各一，項中一，凡六痏；巔上一，顖會一，髮際一，廉泉一，風池二，天柱二。

氣滿胸中，喘息，取足太陰大指之端，去爪甲如薤葉。寒則留之，熱則疾之，氣下乃止。

心疝暴痛，取足太陰、厥陰，盡刺去其血絡。

喉痺舌卷，口中乾，煩心心痛，臂内廉痛，不可及頭，取手小指次指爪甲下去端如韭葉。

目中赤痛，從内眥始，取之陰蹻。

風痓身反折，先取足太陽及膕中及血絡出血；中有寒，取三里。

癃，取之陰蹻及三毛上及血絡出血。

男子如蠱，女子如怚，身體腰脊如解，不欲飲食，先取湧泉見血，視跗上盛者，盡見血也。

痱音肥　痓巨井切　噤巨禁切　齘音介

---

① 腰反折：原脫「反」字，據《甲乙·卷七·第四》補。

厥病第二十四

厥頭痛，面若腫起而煩心，取之足陽明、太陰。

厥頭痛，頭脉痛，心悲善泣，視頭動脉反盛者，刺盡去血，後調足厥陰。

厥頭痛，貞貞頭重而痛，寫頭上五行，行五。先取手少陰，後取足少陰。

厥頭痛，意善忘，按之不得，取頭面左右動脉，後取足太陰。

厥頭痛，項先痛，腰脊爲應，先取天柱，後取足太陽。

厥頭痛，頭痛甚，耳前後脉湧有熱，一本云有動脉寫出其血，後取足少陽。

真頭痛，頭痛甚，腦盡痛，手足寒至節，死不治。

頭痛不可取于腧者，有所擊墮，惡血在于內，若肉傷，痛未已，可即①刺，不可遠取也。

頭痛不可刺者，大痺爲惡，日作者，可令少愈，不可已。

頭半寒痛，先取手少陽、陽明，後取足少陽、陽明。

厥心痛，與背相控，善瘛，如從後觸其心，傴僂者，腎心痛也。先取京骨、崑崙。發狂②不已，取然谷。

厥心痛，腹脹胸滿，心尤痛甚，胃心痛也，取之大都、太白。

---

① 即：原作『則』，據《甲乙·卷九·第二》、《太素·卷二十六·厥頭痛》改。

② 狂：當據古林堂本、明刊本、《甲乙》、《太素·卷二十六·厥心痛》改作『鍼』。

厥心痛，痛如以錐鍼刺其心，心痛甚者，脾心痛也，取之然谷、太谿。

厥心痛，色蒼蒼如死狀，終日不得太息，肝心痛也，取之行間、太衝。

厥心痛，臥若徒居，心痛間，動作痛益甚，色不變，肺心痛也，取之魚際、太淵。

真心痛，手足清至節，心痛甚，旦發夕死，夕發旦死。

心痛不可刺者，中有盛聚，不可取于腧。

腸中有蟲瘕及蛟蛕，皆不可取以小鍼。

心腹①痛，憹作痛，腫聚往來上下行，痛有休止，腹熱喜渴，涎出者，是蛟蛕也。以手聚按而堅持之，無令得移，以大鍼刺之，久持之，蟲不動乃出鍼也。恲腹憹痛，形中上者。

耳聾無聞，取耳中。耳鳴，取耳前動脉。耳痛不可刺者，耳中有膿，若有乾耵聹，耳無聞也。耳聾，取手足②小指次指爪甲上與肉交者，先取手，後取足。耳鳴，取手足中指爪甲上，左取右，右取左，先取手，後取足。

足髀不可舉，側而取之，在樞合中，以員利鍼，大鍼不可刺。

病注下血，取曲泉。

風痺淫濼，病不可已者，足如履冰，時如入湯中，股脛淫濼，煩心頭痛，時嘔時悗，眩已汗出，久則目眩，悲以喜恐，短氣不樂，不出三年死也。

① 腹：原誤作『腸』，據《太素》、《甲乙·卷九·第二》改。
② 取手足：原脫『足』字，據《太素·卷三十·耳聾》補。下文『取手足』之『足』字同。

貞貞都耕切　憹乃老切　恙音烹　町聹上都領切，耳中垢也。下乃頂切

病本第二十五

先病而後逆者，治其本；先逆而後病者，治其本。

先寒而後生病者，治其本；先病而後生寒者，治其本。

先熱而後生病者，治其本；先病而後生熱者，治其本①。

先病而後泄者，治其本②；先泄而後生他病者，治其本。必且調之③，乃治其他病。

先病而後中滿者，治其標；先中滿而後煩心者，治其本。

有客氣，有同氣④，大小便不利，治其標；大小便利，治其本。

病發而有餘，本而標之，先治其本，後治其標；病發而不足，標而本之，先治其標，後治其本。謹詳察間甚，以意調之，間者并行，甚者⑤獨行。

---

① 先病而後生熱者，治其本：原書脱此十字，據《甲乙·卷六·第二》補。

② 先病而後泄者，治其本：此句原誤置於下文「先病而後中滿者，治其標」之後，且「病」下脱「而」字。今據《甲乙》補「而」字，並移於此。

③ 必且調之：「且」，《甲乙》作「先」，義勝。

④ 有同氣：《甲乙》「同」下注：「一作『固』。」《素問·標本病傳論》「新校正」引全元起本作「有固氣」。

⑤ 者：原作「爲」，據《甲乙》改。

先小大便不利，而後生他病者，治其本也。

雜病第二十六

厥，挾脊而痛者至頂，頭沈沈然，目䀮䀮然，腰脊强，取足太陽膕中血絡。

厥，胸滿面腫，脣漯漯然，暴言難，甚則不能言，取足陽明。

厥，氣走喉而不能言，手足清，大便不利，取足少陰。

厥而腹嚮嚮然，多寒氣，腹中穀穀，便溲難，取足太陰。

嗌乾，口中熱如膠，取足少陰。

膝中痛，取犢鼻。以員利鍼，發而間之，鍼大如氂，刺膝無疑。

喉痺，不能言，取足陽明；能言，取手陽明。

瘧，不渴，間日而作，取足陽明；渴而日作，取手陽明。

齒痛，不惡清飲，取足陽明；惡清飲，取手陽明。

聾而不痛者，取足少陽；聾而痛者，取手陽明。

衄而不衃[①]，血流，取足太陽；衃血，取手太陽；不已，刺宛骨下；不已，刺膕中出血。

腰痛，痛上寒，取足太陽、陽明；痛上熱，取足厥陰；不可以俛仰，取足少陽。

① 衄而不衃：『衃』上原衍『止』字，據《太素·卷三十·衄血》、《聖濟總錄·卷一百九十三·治鼻疾灸刺法》刪。按，『衃』，血凝之義。

中熱而喘，取足少陰、膕中血絡。
喜怒而不欲食，言益少①，刺足太陰；怒而多言，刺足少陽。
顑痛，刺手陽明與顑之盛脉出血。
項痛，不可俛仰，刺足太陽；不可以顧，刺手太陽也。
小腹滿大，上走胃至心，淅淅身時寒熱，小便不利，取足厥陰。
腹滿，大便不利，腹大，亦上走胸嗌，喘息喝喝然，取足少陰；腹滿食不化，腹嚮嚮然，不能大便，取足太陰。
心痛引腰脊，欲嘔，取足少陰。
心痛腹脹，嗇嗇然大便不利，取足太陰。
心痛引背，不得息，刺足少陰。不已，取手少陽。
心痛引②小腹滿，上下無常處，便溲難，刺足厥陰。
心痛，但短氣不足以息，刺手太陰。
心痛，當九節刺之，按已刺按之③，立已。不已，上下求之，得之立已。
顑痛，刺足陽明曲周動脉見血，立已。不已，按人迎于經，立已。

① 少：原作『小』，據《甲乙·卷九·第五》、《太素·卷三十·喜怒》改。
② 引：涉上而衍，當據《太素·厥心痛》、《千金·卷十三·第六》刪。
③ 按已刺按之：《太素·卷二十六·厥心痛》作『不已刺按之』，疑本書誤。

氣逆上，刺膺中陷者與下胸①動脉。腹痛，刺臍左右動脉，已刺按之，立已。不已，刺氣街，已刺按之，立已。痿厥，爲四末束悗，乃疾解之，日二。不仁者十日而知，無休，病已止。噦②，以草刺鼻，嚏，嚏而已。無息而疾迎引之，立已。大驚之，亦可已。

嚮音響　縠③音斛

周痺第二十七

黄帝問于岐伯曰：周痺之在身也，上下移徙，隨脉其上下④，左右相應，間不容空。願聞此痛在血脉之中邪？將在分肉之間乎？何以致是？其痛之移也，間不及下鍼，其慉痛之時，不及定治而痛已止矣，何道使然？願聞其故。

岐伯答曰：此衆痺也，非周痺也。

黄帝曰：願聞衆痺。

岐伯對曰：此各在其處，更發更止，更居更起，以右應左，以左應右，非能周也，更發更休也。

① 下胸：《甲乙·卷九·第四》作『脇下』。
② 噦：原誤作『歲』，據《甲乙·卷十二·第一》、《太素·卷三十·療噦》改。
③ 縠：據正文，疑爲『縠』字形誤。
④ 隨脉其上下：疑『其』字衍，當據《太素·卷二十八·痺論》刪。《甲乙·卷十·第一》作『隨其脉上下』，亦通。

黄帝曰：善。刺之奈何？

岐伯對曰：刺此者，痛雖已止，必刺其處，勿令復起。

帝曰：善。願聞周痺何如？

岐伯對曰：周痺者，在于血脉之中，隨脉以上，隨脉以下，不能左右，各當其所。

黄帝曰：刺之奈何？

岐伯對曰：痛從上下者，先刺其下以過一作遏，下同之，後刺其上以脱之。痛從下上者，先刺其上以過之，後刺其下以脱之。

黄帝曰：善。此痛安生？何因而有名？

岐伯對曰：風寒濕氣客于外分肉之間，迫切而爲沫，沫得寒則聚，聚則排分肉而分裂也。分裂則痛，痛則神歸之，神歸之則熱，熱則痛解，痛解則厥，厥則他痺發，發則如是①。此内不在藏，而外未發于皮，獨居分肉之間，真氣不能周，故命曰周痺。故刺痺者，必先切循其下之六經，視其虚實，及大絡之血結而不通，及虚而脉陷空者而調之，熨而通之，其瘛堅，轉引而行之。

黄帝曰：善。余已得其意矣，亦得其事也。九者經巽之理，十二經脉陰陽之病也。②

慉許六切

① 如是：此下原衍『帝曰善余已得其意矣』九字，參照下文，或乃後文誤重於此，或乃錯簡殘文，今删。
② 九者……之病也：此十五字與上下文不連屬，且其義難明，疑爲錯簡殘文或有脱誤。

口問第二十八

黄帝閒居，辟左右而問于岐伯曰：余已聞九鍼之經，論陰陽逆順，六經已畢，願得口問。

岐伯避席再拜曰：善乎哉問也！此先師之所口傳也。

黄帝曰：願聞口傳。

岐伯答曰：夫百病之始生也，皆生于風雨寒暑，陰陽喜怒，飲食居處。大驚卒恐則血氣分離，陰陽破散①，經絡厥絶，脉道不通，陰陽相逆，衛氣稽留，經脉虛空，血氣不次，乃失其常。論不在經者，請道其方。

黄帝曰：人之欠者，何氣使然？

岐伯答曰：衛氣晝日行于陽，夜半則行于陰，陰者主夜，夜者臥。陽者主上，陰者主下，故陰氣積于下，陽氣未盡，陽引而上，陰引而下，陰陽相引，故數欠。陽氣盡，陰氣盛則目瞑。陰氣盡而陽氣盛，則寤矣。寫足少陰，補足太陽。

黄帝曰：人之噦者，何氣使然？

岐伯曰：穀入于胃，胃氣上注于肺。今有故寒氣與新穀氣②俱還入于胃，新故相亂，真邪相攻，氣并相逆，復出于胃，故爲噦。補手太陰，寫足少陰。

① 散：原誤作『敗』，據古林堂本、明刊本改。
② 穀氣：原作『谷氣』，據明刊本改，與《甲乙·卷十二·第一》、《太素·卷二十七·十二邪》合。

黄帝曰：人之唏者，何氣使然？

岐伯曰：此陰氣盛而陽氣虚，陰氣疾而陽氣徐，陰氣盛而陽氣絶，故爲唏。補足太陽，寫足少陰。

黄帝曰：人之振寒者，何氣使然？

岐伯曰：寒氣客于皮膚，陰氣盛，陽氣虚，故爲振寒寒慄。補諸陽。

黄帝曰：人之噫者，何氣使然？

岐伯曰：寒氣客于胃，厥逆從下上散，復出于胃，故爲噫。補足太陰、陽明。一曰補眉本也。

黄帝曰：人之嚏者，何氣使然？

岐伯曰：陽氣和利，滿于心，出于鼻，故爲嚏。補足太陽滎、眉本。一曰眉上也。

黄帝曰：人之嚲者，何氣使然？

岐伯曰：胃不實則諸脉虚，諸脉虚則筋脉懈惰，筋脉懈惰則行陰用力，氣不能復，故爲嚲。因其所在，補分肉間。

黄帝曰：人之哀而泣涕出者，何氣使然？

岐伯曰：心者，五藏六府之主也。目者，宗脉之所聚也，上液之道也。口鼻者，氣之門戶也。故悲哀愁憂則心動，心動則五藏六府皆摇，摇則宗脉感，宗脉感則液道開，液道開故泣涕出焉。液者，所以灌精濡空竅者也。故上液之道開則泣，泣不止則液竭，液竭則精不灌，精不灌則目無所見矣，故命曰奪精。補天柱經俠頸。

黄帝曰：人之太息者，何氣使然？

岐伯曰：憂思則心系急，心系急則氣道約，約則不利，故太息以伸出之。補手少陰、心主、足少陽，留之也。

黄帝曰：人之涎下者，何氣使然？

岐伯曰：飲食者皆入于胃，胃中有熱則蟲動，蟲動則胃緩，胃緩則廉泉開，故涎下。補足少陰。

黄帝曰：人之耳中鳴者，何氣使然？

岐伯曰：耳者，宗脉之所聚也。故胃中空則宗脉虚，虚則下，溜脉有所竭者，故耳鳴。補客主人、手大指爪甲上與肉交者也。

黄帝曰：人之自齧舌者，何氣使然？

岐伯曰①：此厥逆走上，脉氣輩②至也。少陰氣至則齧舌，少陽氣至則齧頰，陽明氣至則齧脣矣。視主病者則補之。

凡此十二邪者，皆奇邪之走空竅者也，故邪之所在皆爲不足。故上氣不足，腦爲之不滿，耳爲之苦鳴，頭爲之苦傾，目爲之眩。中氣不足，溲便爲之變，腸爲之苦鳴。下氣不足，則乃爲痿厥心悗，補足外踝下留之。

黄帝曰：治之奈何？

岐伯曰：腎主爲欠，取足少陰。肺主爲噦，取手太陰、足少陰。唏者，陰與陽絶，故補足太陽，寫足少陰。振寒者，補諸陽。噫者，補足太陰、陽明。嚏者，補足太陽、眉本。嚲，因其所在，補分肉

① 岐伯曰：此三字原脱，據《太素·卷二十七·十二邪》補，與文義合。
② 輩：《甲乙·卷十二·第一》作『皆』，義長。

間。泣出，補天柱經俠頸。俠頸者，頭中分也。太息，補手少陰、心主、足少陽，留之。涎下，補足少陰。耳鳴，補客主人、手大指爪甲上與肉交者。自齧舌，視主病者則補之。目眩頭傾，補足外踝下，留之。痿厥心悗，刺足大指間上二寸，留之。一曰足外踝下留之。

黃帝内經靈樞卷之五

黄帝内經靈樞卷之六

師傳第二十九

黄帝曰：余聞先師有所心藏，弗著于方。余願聞而藏之，則而行之，上以治民，下以治身，使百姓無病，上下和親，德澤下流，子孫無憂，傳于後世，無有終時。可得聞乎？

岐伯曰：遠乎哉問也！夫治民與自治，治彼與治此，治小與治大，治國與治家，未有逆而能治之也，夫惟順而已矣。順者，非獨陰陽脉論氣①之逆順也，百姓人民皆欲順其志也。

黄帝曰：順之奈何？

岐伯曰：入國問俗，入家問諱，上堂問禮，臨病人問所便。

黄帝曰：便病人奈何？

岐伯曰：夫中熱消癉則便寒，寒中之屬則便熱。胃中熱則消穀，令人懸心善饑，臍以上皮熱；腸中熱則出黄如糜，臍以下皮寒。胃中寒則腹脹；腸中寒則腸鳴飧泄。胃中寒，腸中熱，則脹而且泄；胃中熱，腸中寒，則疾饑，小腹痛脹。

① 陰陽脉論氣：據《太素·卷二·順養》楊上善注文之義，疑「論」字衍。

黄帝曰：胃欲寒飲①，腸欲熱飲，兩者相逆，便之奈何？且夫王公大人，血食之君，驕恣從欲輕人，而無能禁之。禁之則逆其志，順之則加其病，便之奈何？治之何先？

岐伯曰：人之情，莫不惡死而樂生，告之以其敗，語之以其善，導之以其所便，開之以其所苦，雖有無道之人，惡有不聽者乎？

黄帝曰：治之奈何？

岐伯曰：春夏先治其標，後治其本；秋冬先治其本，後治其標。

黄帝曰：便其相逆者奈何？

岐伯曰：便此者，食飲衣服，亦欲適寒温，寒無凄愴，暑無出汗。食飲者，熱無灼灼，寒無滄滄，寒温中適，故氣將持，乃不致邪僻也。

黄帝曰：《本藏》以身形、支節、䐃肉候五藏六府之小大焉。今夫王公大人，臨朝即位之君而問焉，誰可捫循之而後荅乎？

岐伯曰：身形支節者，藏府之蓋也，非面部之閲也。

黄帝曰：五藏之氣閲于面者，余已知之矣。以肢節知而閲之奈何？

岐伯曰：五藏六府者，肺爲之蓋，巨肩陷咽，候見其外。

黄帝曰：善。

① 飲：原誤作『餞』，據《太素・卷二・順養》、《甲乙・卷六・第二》改，與下文合。

岐伯曰：五藏六府，心爲之主，缺盆爲之道，骷骨①有餘，以候髑骬。

黄帝曰：善。

岐伯曰：肝者主爲將，使之候外，欲知堅固，視目小大。

黄帝曰：善。

岐伯曰：脾者主爲衛，使之迎糧，視脣舌好惡，以知吉凶。

黄帝曰：善。

岐伯曰：腎者主爲外，使之遠聽，視耳好惡，以知其性。

黄帝曰：善。願聞六府之候。

岐伯曰：六府者，胃爲之海，廣骸大頸張胸，五穀乃容。鼻隧以長，以候大腸。脣厚人中長，以候小腸。目下果大，其膽乃横。鼻孔在外，膀胱漏泄。鼻柱中央起，三焦乃約。此所以候六府者也。上下三等，藏安且良矣。

便平聲

决氣第三十

黄帝曰：余聞人有精、氣、津、液、血、脉，余意以爲一氣耳，今乃辨爲六名，余不知其所以然。

---

① 骷骨：『骷』，原誤作『骷』，據古林堂本、明刊本改。

岐伯曰：兩神相摶①，合而成形，常先身生，是謂精。

何謂氣？

岐伯曰：上焦開發，宣五穀味，熏膚充身澤毛，若霧露之溉，是謂氣。

何謂津？

岐伯曰：腠理發泄，汗出溱溱，是謂津。

何謂液？

岐伯曰：穀入氣滿，淖澤注于骨，骨屬屈伸，泄澤，補益腦髓，皮膚潤澤，是謂液。

何謂血？

岐伯曰：中焦受氣取汁，變化而赤，是謂血。

何謂脉？

岐伯曰：壅遏營氣，令無所避，是謂脉。

黄帝曰：六氣者，有餘不足，氣之多少，腦髓之虚實，血脉之清濁，何以知之？

岐伯曰：精脱者，耳聾；氣脱者，目不明；津脱者，腠理開，汗大泄；液脱者，骨屬屈伸不利，色夭，腦髓消，脛痠，耳數鳴；血脱者，色白，夭然不澤，其脉空虚。此其候也。

黄帝曰：六氣者，貴賤何如？

① 摶：原作『搏』，據古林堂本、明刊本改。《太素·卷二·六氣》、《素問·調經論》王冰注引《鍼經》皆作『薄』。按，『薄』與『摶』皆聚合之義。參見本書卷二《本神》篇『兩精相摶』下腳注。

岐伯曰：六氣者，各有部主也，其貴賤善惡，可爲常主，然五穀與胃爲大海也。

溱音臻

腸胃第三十一

黄帝問于伯高曰：余願聞六府傳穀者，腸胃之小大長短，受穀之多少奈何？伯高曰：請盡言之。穀所從出入淺深、遠近、長短之度：脣至齒長九分，口廣二寸半。齒以後至會厭，深三寸半，大容五合。舌重十兩，長七寸，廣二寸半。咽門重十兩，廣二寸半①，至胃長一尺六寸。胃紆曲屈，伸之，長二尺六寸，大一尺五寸，徑五寸，大容三斗五升。小腸後附脊，左環迴周疊積，其注于迴腸者，外附于臍上，迴運環反②十六曲，大二寸半，徑八分分之少半，長三丈二尺。迴腸當臍，左環迴周葉積而下，迴運環反十六曲，大四寸，徑一寸寸之少半，長二丈一尺。廣腸傅③脊，以受迴腸，左環葉積④，上下辟，大八寸，徑二寸寸之大半，長二尺八寸。腸胃所入至所出，長六丈四寸四分，迴曲環反三十二曲也。

---

① 二寸半：原作『一寸半』，據古林堂本、明刊本改。

② 反：原脱。據《太素·卷十三·腸度》補，與下文合。

③ 傅：原誤作『傳』，據《太素》改。

④ 積：原誤作『脊』，據《甲乙·卷二·第七》、《太素》改。

平人絶穀第三十二

黄帝曰：願聞人之不食，七日而死，何也？

伯高曰：臣請言其故。胃大一尺五寸，徑五寸，長二尺六寸，横屈，受水穀三斗五升。其中之穀常留二斗，水一斗五升而滿。上焦泄氣，出其精微，慓悍滑疾。下焦下溉諸腸。小腸大二寸半，徑八分分之少半，長三丈二尺，受穀二斗四升，水六升三合合之大半。廻腸大四寸，徑一寸寸之少半，長二丈一尺，受穀一斗，水七升半。廣腸大八寸，徑二寸寸之大半，長二尺八寸，受穀九升三合八分合之一。腸胃之長，凡五丈八尺四寸，受水穀九斗二升一合合之大半，此腸胃所受水穀之數也。

平人則不然，胃滿則腸虚，腸滿則胃虚，更虚更滿，故氣得上下，五藏安定，血脉和利，精神乃居。故神者，水穀之精氣也。故腸胃之中當留穀二斗，水一斗五升。故平人日再後，後二升半，一日中五升。七日五七三斗五升，而留水穀盡矣。故平人不食飲七日而死者，水穀精氣津液皆盡故也。

海論第三十三

黄帝問于岐伯曰：余聞刺法于夫子，夫子之所言，不離于營衛血氣。夫十二經脉者，内屬于府藏，外絡于肢節，夫子乃合之于四海乎？

岐伯答曰：人亦有四海、十二經水。經水者，皆注于海。海有東西南北，命曰四海。

黄帝曰：以人應之奈何？

岐伯曰：人有髓海，有血海，有氣海，有水穀之海。凡此四者，以應四海也。

黄帝曰：遠乎哉，夫子之合人天地四海也，願聞應之奈何？

岐伯答曰：必先明知陰陽、表裏、滎輸所在，四海定矣。

黄帝曰：定之奈何？

岐伯曰：胃者水穀之海，其輸上在氣街，下至三里。衝脉者爲十二經之海，其輸上在于大杼，下出于巨虚之上下廉。膻中者爲氣之海，其輸上在于柱骨之上下，前在于人迎。腦爲髓之海，其輸上在于其蓋，下在風府。

黄帝曰：凡此四海者，何利何害？何生何敗？

岐伯曰：得順者生，得逆者敗；知調者利，不知調者害。

黄帝曰：四海之逆順奈何？

岐伯曰：氣海有餘者氣滿，胸中悗，急息①，面赤；氣海不足則氣少，不足以言。血海有餘則常想其身大，怫然不知其所病；血海不足亦常想其身小，狹然不知其所病。水穀之海有餘則腹滿；水穀之海不足則饑，不受穀食。髓海有餘則輕勁多力，自過其度；髓海不足則腦轉耳鳴，脛痠眩冒，目無所見，懈怠安臥。

黄帝曰：余已聞逆順，調之奈何？

① 急息：原脫『急』字，據《甲乙·卷一·第八》、《太素·卷五·四海合》補。

岐伯曰：審守其輸而調其虚實，無犯其害。順者得復，逆者必敗。

黄帝曰：善。

五亂第三十四

黄帝曰：經脉十二者，别爲五行，分爲四時。何失而亂？何得而治？

岐伯曰：五行有序，四時有分。相順則治，相逆則亂。

黄帝曰：何謂相順？

岐伯曰：經脉十二者，以應十二月。十二月者，分爲四時。四時者，春秋冬夏。其氣各異，營衛相隨，陰陽已和，清濁不相干①，如是則順之而治。

黄帝曰：何謂逆而亂？

岐伯曰：清氣在陰，濁氣在陽，營氣順脉，衛氣逆行，清濁相干，亂于胸中，是謂大悗。故氣亂于心，則煩心密嘿，俛首静伏。亂于肺，則俛仰喘喝，接手以呼。亂于腸胃，則爲霍亂。亂于臂脛，則爲四厥。亂于頭，則爲厥逆，頭重眩仆。

黄帝曰：五亂者，刺之有道乎？

岐伯曰：有道以來，有道以去。審知其道，是謂身寶。

① 干：原誤作「于」，據古林堂本、明刊本改。後同，不再列舉。

黃帝曰：善。願聞其道。

岐伯曰：氣在于心者，取之手少陰、心主之輸。氣在於肺者，取之手太陰滎、足少陰輸。氣在于腸胃者，取之足太陰、陽明。不下者，取之三里。氣在于頭者，取之天柱、大杼。不知，取足太陽滎輸。氣在于臂足，取之先去血脉，後取其陽明、少陽之滎輸。

黃帝曰：補寫奈何？

岐伯曰：徐入徐出，謂之導氣。補寫無形，謂之同精。是非有餘不足也，亂氣之相逆也。

黃帝曰：允①乎哉道，明乎哉論，請著之玉版，命曰治亂也。

脹論第三十五

黃帝曰：脉之應于寸口，如何而脹？

岐伯曰：其脉大堅以濇者，脹也。

黃帝曰：何以知藏府之脹也？

岐伯曰：陰爲藏，陽爲府。

黃帝曰：夫氣之令人脹也，在于血脉之中耶？藏府之内乎？

岐伯曰：三（一云二字）者皆存焉，然非脹之舍也。

---

① 允：《太素·卷十二·營衛氣》作「光」，與下句「明」字互文。

黄帝曰：願聞脹之舍。

岐伯曰：夫脹者，皆在于藏府之外，排藏府而郭胸脇，脹皮膚，故命曰脹。

黄帝曰：藏府之在胸脇腹裏[①]之内也，若匣匱之藏禁器也，各有次舍，異名而同處，一域之中，其氣各異，願聞其故。黄帝曰未解其意，再問[②]。

岐伯曰：夫胸腹，藏府之郭也。膻中者，心主之宫城也。胃者，太倉也。咽喉、小腸者，傳送也。胃之五竅者，閭里門户也。廉泉、玉英者，津液之道也。故五藏六府者，各有畔界，其病各有形狀。營氣循脉，衛氣逆爲脉脹；衛氣並脉循分肉[③]爲膚脹。三里而寫，近者一下，遠者三下，無問虚實，工在疾寫。

黄帝曰：願聞脹形。

岐伯曰：夫心脹者，煩心短氣，卧不安。肺脹者，虚滿而喘欬。肝脹者，脇下滿而痛引小腹。脾脹者，善噦，四肢煩悗，體重不能勝衣，卧不安。腎脹者，腹滿引背央央然，腰髀痛。六府脹：胃脹者，腹滿，胃脘痛，鼻聞焦臭，妨于食，大便難。大腸脹者，腸鳴而痛濯濯，冬日重感于[④]寒則飧泄不化[⑤]。小腸脹者，少腹䐜脹，引腰而痛。膀胱脹者，少腹滿而氣癃。三焦脹者，氣滿于皮膚中，輕輕然而不堅。膽脹者，脇下痛脹，口中苦，善太息。凡此諸脹者，其道在一，明知逆順，鍼數不失，寫虚補實，

① 裏：當據《太素·卷二十九·脹論》改作「裹」。
② 黄帝曰未解其意，再問：疑此九字或系後世沾注，或有脱文，或爲錯簡。
③ 循分肉：原脱「肉」字，據《甲乙·卷八·第三》林億等引《靈樞》文補。
④ 濯濯：據本書《邪氣藏府病形篇》：「腸中切痛而鳴濯濯。」疑此二字當與「而痛」倒乙。
⑤ 寒則飧泄不化：明鈔本《甲乙》、《太素》作「寒則泄，食不化」。

神去其室，致邪失正，真不可定，粗之所敗，謂之夭命。補虛寫實，神歸其室，久塞其空，謂之良工。

黄帝曰：脹者焉生？何因而有？

岐伯曰：衛氣之在身也，常然並脉循分肉，行有逆順，陰陽相隨，乃得天和。五藏更始，四時循①序，五穀乃化。然後厥氣在下，營衛留止，寒氣逆上，真邪相攻，兩氣相摶②，乃合爲脹也。

黄帝曰：善。何以解惑？

岐伯曰：合之于真，三合而得。

帝曰：善。

黄帝問于岐伯曰：《脹論》言：無問虛實，工在疾寫，近者一下，遠者三下。今有其三而不下者，其過焉在？

岐伯對曰：此言陷于肉肓而中氣穴者也。不中氣穴則氣内閉，鍼不陷肓③則氣不行，不④越中肉，則衛氣相亂，陰陽相逐。其于脹也，當寫不寫，氣故不下，三而不下，必更其道，氣下乃止，不下復始，可以萬全，烏有殆者乎？其于脹也，必審其胨⑤，當寫則寫，當補則補，如鼓應桴，惡有不下者乎？

① 循：古林堂本、明刊本、《太素》皆作「有」。
② 摶：古林堂本作「搏」。《太素》、《甲乙》作「薄」。
③ 肓：原誤作「盲」，據古林堂本、明刊本改。
④ 不：原誤作「上」，據《太素》改。
⑤ 胨：即「胗」字，與「診」同。《太素》正作「診」。

五癃津液别第三十六

黄帝問于歧伯曰：水穀入于口，輸于腸胃，其液别爲五：天寒衣薄則爲溺與氣；天熱衣厚則爲汗；悲哀氣并則爲泣；中熱胃緩則爲唾；邪氣内逆則氣爲之閉塞而不行，不行則爲水脹。余知其然也，不知其何由生，願聞其道。

歧伯曰：水穀皆入于口，其味有五，各注其海，津液各走其道。故三焦出氣以温肌肉，充皮膚，爲其津；其流而不行者爲液。天暑衣厚則腠理開，故汗出，寒留于分肉之間，聚沫則爲痛。天寒則腠理閉，氣濕不行，水下留于膀胱，則爲溺與氣。

五藏六府，心爲之主，耳爲之聽，目爲之候，肺爲之相，肝爲之將，脾爲之衛，腎爲之主外。故五藏六府之津液盡上滲于目，心悲氣并則心系急，心系急則肺舉，肺舉則液上溢。夫心系與肺不能常舉，乍上乍下，故欬而泣出矣。

中熱則胃中消穀，消穀則蟲上下作，腸胃充郭故胃緩，胃緩則氣逆，故唾出。

五穀之津液和合而爲膏者，内滲入于骨空，補益腦髓而下流于陰股。陰陽不和，則使液溢而下流于陰，髓液皆減而下，下過度則虚，虚故腰背痛而脛痠。

陰陽氣道不通，四海閉塞，三焦不寫，津液不化，水穀并行腸胃之中，别于廻腸，留于下焦，不得滲膀胱，則下焦脹，水溢則爲水脹。此津液五别之逆順也。

五閱五使第三十七

黄帝問于岐伯曰：余聞刺有五官五閲，以觀五氣。五氣者，五藏之使也，五時之副也。願聞其五使當安出？

岐伯曰：五官者，五藏之閲也。

黄帝曰：願聞其所出，令可爲常。

岐伯曰：脉出于氣口，色見于明堂。五色更出，以應五時，各如其常。經氣入藏，必當治裏。

帝曰：善。五色獨決于明堂乎？

岐伯曰：五官已辨，闕庭必張，乃立明堂。明堂廣大，蕃蔽見外，方壁高基，引垂居外，五色乃治，平博廣大，壽中百歲。見此者，刺之必已。如是之人者，血氣有餘，肌肉堅緻，故可苦已鍼。

黄帝曰：願聞五官。

岐伯曰：鼻者肺之官也，目者肝之官也，口脣者脾之官也，舌者心之官也，耳者腎之官也。

黄帝曰：以官何候？

岐伯曰：以候五藏。故肺病者，喘息鼻張①；肝病者，眥青；脾病者，脣黄；心病者，舌卷短，顴赤；腎病者，顴與顔黑。

黄帝曰：五脉安出？五色安見？其常色殆者如何？

① 鼻張：原作『鼻脹』，據古林堂本、明刊本改，與《甲乙·卷一·第四》合。

岐伯曰：五官不辨，闕庭不張，小其明堂，蕃蔽不見，又埤其牆，牆下無基，垂角去外，如是者雖平常殆，況加疾哉。

黄帝曰：五色之見于明堂，以觀五藏之氣，左右高下，各有形乎？

岐伯曰：府藏之在中也，各以次舍，左右上下，各如其度也。

緻池利切，密也

逆順肥瘦第三十八

黄帝問于岐伯曰：余聞鍼道于夫子，衆多畢悉矣。夫子之道應若失，而據未有堅然者也。夫子之問學熟乎？將審察于物而心生之乎？

岐伯曰：聖人之爲道者，上合于天，下合于地，中合于人事，必有明法，以起度數，法式檢押，乃後可傳焉。故匠人不能釋尺寸而意短長，廢繩墨而起平水①也。工人不能置規而爲圓，去矩而爲方。知用此者，固②自然之物，易用之教，逆順之常也。

黄帝曰：願聞自然奈何？

①平水：原誤作『平木』，據古林堂本、明刊本改。
②固：《太素·卷二十二·刺法》作『因』。

岐伯曰：臨深決水，不用功力而水可竭也。循掘決衝，而經可通也。此言氣之滑澀，血之清濁，行之逆順也。

黄帝曰：願聞人之白黑、肥瘦、少①長，各有數乎？

岐伯曰：年質壯大，血氣充盈，膚革堅固，因加以邪，刺此者深而留之，此肥人也。廣肩腋，項肉薄，厚皮而黑色，脣臨臨然，其血黑以濁，其氣澀以遲，其爲人也，貪于取與，刺此者深而留之，多益其數也。

黄帝曰：刺瘦人奈何？

岐伯曰：瘦人者，皮薄色少，肉廉廉然，薄脣輕言，其血清氣滑，易脱于氣，易損于血，刺此者淺而疾之。

黄帝曰：刺常人奈何？

岐伯曰：視其白黑，各爲調之。其端正敦厚者，其血氣和調，刺此者無失常數也。

黄帝曰：刺壯士真骨者奈何？

岐伯曰：刺壯士真骨，堅肉緩節監監然，此人重則氣濇血濁，刺此者深而留之，多益其數；勁則氣滑血清，刺此者淺而疾之。

黄帝曰：刺嬰兒奈何？

---

① 少：原作『小』，據《甲乙·卷五·第六》、《太素·卷二十二·刺法》改。

岐伯曰：嬰兒者，其肉脆血少氣弱，刺此者以豪刺①，淺刺而疾發鍼，日再可也。

黄帝曰：臨深決水奈何？

岐伯曰：血清氣濁，疾寫之則氣竭焉。

黄帝曰：循掘決衝奈何？

岐伯曰：血濁氣濇，疾寫之則經可通也。

黄帝曰：脉行之逆順奈何？

岐伯曰：手之三陰，從藏走手；手之三陽，從手走頭；足之三陽，從頭走足；足之三陰，從足走腹。

黄帝曰：少陰之脉獨下行，何也？

岐伯曰：不然。夫衝脉者，五藏六府之海也，五藏六府皆稟焉。其上者出于頏顙，滲諸陽，灌諸精。其下者，注少陰之大絡，出于氣街，循陰股内廉入膕中，伏行骭骨内，下至内踝之後屬而别。其下者，並于少陰之經，滲三陰。其前者，伏行出跗屬，下循跗入大指間，滲諸絡而温肌肉。故别絡結則跗上不動，不動則厥，厥則寒矣。

黄帝曰：何以明之？

岐伯曰：以言導之，切而驗之，其非必動，然後乃可明逆順之行也。

黄帝曰：窘乎哉，聖人之爲道也！明于日月，微于毫釐，其非夫子，孰能道之也。

---

① 豪刺：《甲乙·卷五·第六》作「毫鍼」，義勝。

血絡論第三十九

黄帝曰：願聞其奇邪而不在經者。

岐伯曰：血絡是也。

黄帝曰：刺血絡而仆者何也？血出而射者何也？血少黑①而濁者何也？血出清而半爲汁者何也？發鍼而腫者何也？血出若多若少而面色蒼蒼者何也？發鍼而面色不變而煩悗者何也？多出血而不動揺者何也？願聞其故。

岐伯曰：脉氣盛而血虚者，刺之則脱氣，脱氣則仆。血氣俱盛而陰氣多者，其血滑，刺之則射。陽氣畜積，久留而不寫者，其血黑以濁，故不能射。新飲而液滲于絡，而未合和于血也，故血出而汁别焉。其不新飲者，身中有水，久則爲腫。陰氣積于陽，其氣因于絡，故刺之血未出而氣先行，故腫。陰陽之氣，其新相得而未和合，因而寫之，則陰陽俱脱，表裏相離，故脱色而蒼蒼然。刺之血出多，色不變而煩悗者，刺絡而虚經，虚經之屬于陰者陰脱，故煩悗。陰陽相得而合爲痺者，此爲内溢于經，外注于絡，如是者，陰陽俱有餘，雖多出血而弗能虚也。

黄帝曰：相之奈何？

岐伯曰：血脉者盛②，堅横以赤，上下無常處，小者如鍼，大者如筯，則③而寫之萬全也，故無失

① 血少黑：《太素·卷二十三·量絡刺》、《甲乙·卷一·第十四》作『血出黑』。
② 者盛：《太素》作『盛者』，疑本書誤。
③ 則：《太素》作『即』，義勝。

數矣。失數而反，各如其度。

黄帝曰：鍼入而肉著者何也？

歧伯曰：熱氣因于鍼則鍼熱，熱則肉著于鍼，故堅焉。

陰陽清濁第四十

黄帝曰：余聞十二經脉以應十二經水者，其五色各異，清濁不同。人之血氣若一，應之奈何？

歧伯曰：人之血氣苟能若一，則天下爲一矣，惡有亂者乎？

黄帝曰：余問一人，非問天下之衆。

歧伯曰：夫一人者，亦有亂氣。天下之衆，亦有亂人。其合爲一耳。

黄帝曰：願聞人氣之清濁。

歧伯曰：受穀者濁，受氣者清。清者注陰，濁者注陽。濁而清者上出于咽，清而濁者則下行。清濁相干，命曰亂氣。

黄帝曰：夫陰清而陽濁，濁者有清，清者有濁，清濁別之奈何？

歧伯曰：氣之大別，清者上注于肺，濁者下走于胃。胃之清氣，上出于口；肺之濁氣，下注于經，内積于海。

黄帝曰：諸陽皆濁，何陽濁甚乎？

岐伯曰：手太陽獨受陽之濁，手太陰獨受陰之清。其清者上走空竅，其濁者下行諸經。諸陰皆清，足太陰獨受其濁。

黄帝曰：治之奈何？

岐伯曰：清者其氣滑，濁者其氣濇，此氣之常也。故刺陰者深而留之，刺陽者淺而疾之，清濁相干[①]者以數調之也。

悗音悶　空音孔

黄帝内經靈樞卷之六

①　相干：「干」原誤作「于」，據古林堂本、明刊本改，與上文「清濁相干，命曰亂氣」合。

黄帝内經靈樞卷之七

陰陽繫日月第四十一

黄帝曰：余聞天爲陽，地爲陰；日爲陽，月爲陰。其合之于人奈何？

歧伯曰：腰以上爲天，腰以下爲地，故天爲陽，地爲陰。故足之十二經脉，以應十二月，月生于水，故在下者爲陰。手之十指，以應十日，日主火，故在上者爲陽。

黄帝曰：合之于脉奈何？

歧伯曰：寅者，正月之生陽也，主左足之少陽。未者六月，主右足之少陽。卯者二月，主左足之太陽。午者五月，主右足之太陽。辰者三月，主左足之陽明。巳者四月，主右足之陽明，此兩陽合于前，故曰陽明。申者，七月之生陰也，主右足之少陰。丑者十二月，主左足之少陰。酉者八月，主右足之太陰。子者十一月，主左足之太陰。戌者九月，主右足之厥陰。亥者十月，主左足之厥陰，此兩陰交盡，故曰厥陰。

甲主左手之少陽，己主右手之少陽；乙主左手之太陽，戊主右手之太陽；丙主左手之陽明，丁主右手之陽明，此兩火并合，故爲陽明。

庚主右手之少陰，癸主左手之少陰；辛主右手之太陰，壬主左手之太陰。

故足之陽者，陰中之少陽也；足之陰者，陰中之太陰也。手之陽者，陽中之太陽也；手之陰者，陽中之少陰也。腰以上者爲陽，腰以下者爲陰。其於五藏也，心爲陽中之太陽，肺爲陰中之少陽，肝爲陰中之少陽，脾爲陰中之至陰，腎爲陰中之太陰。

黄帝曰：以治之奈何？

岐伯曰：正月、二月、三月，人氣在左，無刺左足之陽。四月、五月、六月，人氣在右，無刺右足之陽。七月、八月、九月，人氣在右，無刺右足之陰。十月、十一月、十二月，人氣在左①，無刺左足之陰。

黄帝曰：五行以東方爲甲乙木，王②春。春者蒼色，主肝，肝者足厥陰也。今乃以甲爲左手之少陽，不合于數，何也？

岐伯曰：此天地之陰陽也，非四時五行之以次行也。且夫陰陽者，有名而無形，故數之可十，離之可百，散之可千，推之可萬，此之謂也。

病傳第四十二

黄帝曰：余受九鍼于夫子，而私覽于諸方，或有導引行氣、喬摩、炙③、熨、刺、焫、飲藥之一

① 左：原誤作「足」，據古林堂本、明刊本改。
② 王：明刊本、《太素·卷五·陰陽合》皆作「主」。
③ 炙：文成堂本作「灸」。

者，可獨守耶？將盡行之乎？

岐伯曰：諸方者，衆人之方也，非一人之所盡行也。

黄帝曰：此乃所謂守一勿失，萬物畢者也。今余已聞陰陽之要，虚實之理，傾移之過，可治之屬。願聞病之變化，淫傳絶敗而不可治者，可得聞乎？

岐伯曰：要乎哉問。道，昭乎其如日①醒，窘乎其如夜瞑。能被而服之，神與俱成。畢將服之，神自得之。生神之理，可著于竹帛，不可傳于子孫。

黄帝曰：何謂日醒？

岐伯曰：明于陰陽，如惑之解，如醉之醒。

黄帝曰：何謂夜瞑？

岐伯曰：瘖乎其無聲，漠乎其無形，折毛發理，正氣横傾，淫邪泮衍，血脉傳溜，大氣入藏，腹痛下淫，可以致死，不可以致生。

黄帝曰：大氣入藏奈何？

岐伯曰：病先發于心，一日而之肺，三日而之肝，五日而之脾。三日不已，死。冬夜半，夏日中。

病先發于肺，三日而之肝，一日而之脾，五日而之胃。十日不已，死。冬日入，夏日出。

病先發于肝，三日而之脾，五日而之胃，三日而之腎。三日不已，死。冬日入，夏蚤食。

病先發于脾，一日而之胃，二日而之腎，三日而之膂膀胱。十日不已，死。冬人定，夏晏食。

---

① 日：當據《甲乙·卷六·第十》改作『旦』。古林堂本、明刊本作『且』，當系『旦』字形誤。下文『日』字同。

病先發于胃，五日而之腎，三日而之膂膀胱，五日而上之心。二日不已，死。冬夜半，夏日昳。

病先發于腎，三日而之膂膀胱，三日而上之心，三日而之小腸。三日不已，死。冬大晨，夏早[①]晡。

病先發于膀胱，五日而之腎，一日而之小腸，一日而之心。二日不已，死。冬雞鳴，夏下晡。

諸病以次相傳，如是者皆有死期，不可刺也。間一藏及二三四藏者，乃可刺也。

昳徒結切

淫邪發夢第四十三

黄帝曰：願聞淫邪泮衍奈何？

歧伯曰：正邪從外襲内，而未有定舍，反淫于藏，不得定處，與營衛俱行，而與魂魄飛揚，使人臥不得安而喜夢。氣淫于府，則有餘于外，不足于内。氣淫于藏，則有餘于内，不足于外。

黄帝曰：有餘不足有形乎？

歧伯曰：陰氣盛則夢涉大水而恐懼，陽氣盛則夢大火[②]而燔焫，陰陽俱盛則夢相殺。上盛則夢飛，

---

① 早：《素問·標本病傳論》、《甲乙》、《脉經·卷六·第九》作『晏』。

② 大火：《千金·卷一·第四》作『蹈大火』，與上句『涉大水』互文。疑本書脫『蹈』字。

下盛則夢墮。甚饑則夢取，甚飽則夢予。肝氣盛則夢怒；肺氣盛則夢恐懼哭泣飛揚；心氣盛則夢善笑恐畏；脾氣盛則夢歌樂，身體重不舉；腎氣盛則夢腰脊兩解不屬。凡此十二盛者，至而寫之，立已。

厥氣客于心，則夢見丘山煙火；客于肺，則夢飛揚，見金鐵之奇物；客于肝，則夢山林樹木；客于脾，則夢見丘陵大澤，壞屋風雨；客于腎，則夢臨淵，沒居水中；客于膀胱，則夢遊行；客于胃，則夢飲食；客于大腸，則夢田野；客于小腸，則夢聚邑衝衢；客于膽，則夢鬭訟自刳；客于陰器，則夢接内；客于項，則夢斬首；客于脛，則夢行走而不能前，及居深地窌苑中；客于股肱，則夢禮節拜起；客于胞脜，則夢溲便。凡此十五不足者，至而補之，立已也。

窌（力交切）

順氣一日分爲四時第四十四

黄帝曰：夫百病之所始生者，必起于燥濕寒暑風雨，陰陽喜怒，飲食居處，氣合而有形，得藏而有名，余知其然也。夫百病者，多以旦慧晝安，夕加夜甚，何也？

岐伯曰：四時之氣使然。

黄帝曰：願聞四時之氣。

岐伯曰：春生夏長，秋收冬藏，是氣之常也，人亦應之。以一日分爲四時，朝則爲春，日中爲夏，日入爲秋，夜半爲冬。朝則人氣始生，病氣衰，故旦慧；日中人氣長，長則勝邪，故安；夕則人氣始衰，邪氣始生，故加；夜半人氣入藏，邪氣獨居于身，故甚也。

黄帝曰：其時有反者，何也？

岐伯曰：是不應四時之氣，藏獨主其病者，是必以藏氣之所不勝時者甚，以其所勝時者起也。

黄帝曰：治之奈何？

岐伯曰：順天之時，而病可與期。順者爲工，逆者爲粗。

黄帝曰：善。余聞刺有五變，以主五輸，願聞其數。

岐伯曰：人有五藏，五藏有五變，五變有五輸，故五五二十五輸，以應五時。

黄帝曰：願聞五變。

岐伯曰：肝爲牡藏，其色青，其時春，其音角，其味酸，其日甲乙。心爲牡藏，其色赤，其時夏，其日丙丁，其音徵，其味苦。脾爲牝藏，其色黄，其時長夏，其日戊己，其音宫，其味甘。肺爲牝藏，其色白，其音商，其時秋，其日庚辛，其味辛。腎爲牝藏，其色黑，其時冬，其日壬癸，其音羽，其味鹹。是爲五變。

黄帝曰：以主五輸奈何？

岐伯曰①：藏主冬，冬刺井。色主春，春刺滎。時主夏，夏刺輸。音主長夏，長夏刺經。味主秋，秋刺合。是謂五變以主五輸。

① 岐伯曰：原書脱此三字，據《太素·卷十一·變輸》補。

黄帝曰：諸原安合，以致六輸？

岐伯曰：原獨不應五時，以經合之，以應其數，故六六三十六輸。

黄帝曰：何謂藏主冬，時主夏，音主長夏，味主秋，色主春？願聞其故。

岐伯曰：病在藏者，取之井；病變于色者，取之滎；病時間時甚者，取之輸；病變于音者，取之經。經滿而血者，病在胃及以飲食不節得病者，取之於合，故命曰味主合。是謂五變也。

外揣第四十五

黄帝曰：余聞《九鍼》九篇，余親受[1]其調，頗得其意。夫九鍼者，始於一而終于九，然未得其要道也。夫九鍼者，小之則無内，大之則無外，深不可爲下，高不可爲蓋，恍惚無窮，流溢無極。余知其合于天道、人事、四時之變也，然余願雜之毫毛，渾束爲一，可乎？

岐伯曰：明乎哉問也。非獨鍼道焉，夫治國亦然。

黄帝曰：余願聞鍼道，非國事也。

岐伯曰：夫治國者，夫惟道焉，非道，何可小大深淺，雜合而爲一乎？

黄帝曰：願卒聞之。

岐伯曰：日與月焉，水與鏡焉，鼓與響焉。夫日月之明，不失其影；水鏡之察，不失其形；鼓響之

① 受：原誤作『授』，據《太素·卷十九·知要道》改。

應，不後其聲。動摇則應和，盡得其情。

黄帝曰：窘乎哉！昭昭之明不可蔽。其不可蔽，不失陰陽也。合而察之，切而驗之，見而得之，若清水明鏡之不失其形也。五音不彰，五色不明，五藏波蕩，若是則外内相襲，若鼓之應桴，響之應聲，影之似形。故遠者司外揣内，近者司内揣外，是謂陰陽之極，天地之蓋。請藏之靈蘭之室，弗敢使泄也。

五變第四十六

黄帝問于少俞曰：余聞百疾之始期也，必生于風雨寒暑，循毫毛而入腠理，或復還，或留止，或爲風腫汗出，或爲消癉，或爲寒熱，或爲留瘅①，或爲積聚，奇邪淫溢，不可勝數，願聞其故。夫同時得病，或病此，或病彼，意者天之爲人生風乎？何其異也？

少俞曰：夫天之生風者，非以私百姓也。其行公平正直，犯者得之，避者得無殆，非求人而人自犯之。

黄帝曰：一時遇風，同時得病，其病各異，願聞其故。

少俞曰：善乎哉問！請論以比匠人。匠人磨斧斤礪刀，削斲材木。木之陰陽尚有堅脆，堅者不入，脆者皮弛，至其交節，而缺斤斧焉。夫一木之中，堅脆不同，堅者則剛，脆者易傷，況其材本之不同，

① 瘅：古林堂本、明刊本作『痹』，義勝。

皮之厚薄，汁之多少，而各異耶？夫木之蚤花先生葉者，遇春霜烈風，則花落而葉萎；久曝大旱，則脆木薄皮者枝條汁少而葉萎；久陰淫雨，則薄皮多汁者皮潰而漉；卒風暴起，則剛脆之木枝折杌傷；秋霜疾風，則剛脆之木根摇而葉落。凡此五者，各有所傷，況於人乎？

黄帝曰：以人應木奈何？

少俞答曰：木之所傷也，皆傷其枝。枝之剛脆而堅，未成傷也。人之有常病也，亦因其骨節、皮膚、腠理之不堅固者，邪之所舍也，故常爲病也。

黄帝曰：人之善病風厥漉汗者，何以候之？

少俞答曰：肉不堅，腠理疎，則善病風。

黄帝曰：何以候肉之不堅也？

少俞答曰：䐃①肉不堅而無分理，理者粗理，粗理而皮不緻者，腠理疎，此言其渾然者。

黄帝曰：人之善病消癉者，何以候之？

少俞答曰：五藏皆柔弱者，善病消癉。

黄帝曰：何以知五藏之柔弱也？

少俞答曰：夫柔弱者必有剛强，剛强多怒，柔者易傷也。

黄帝曰：何以候柔弱之與剛强？

① 䐃：原誤作『膕』，據《甲乙·卷十·第二（上）》改。

少俞答曰：此人薄皮膚，而目堅固以深者，長衡①直揚，其心剛，剛則多怒，怒則氣上逆，胸中畜積，血氣逆留，髖皮充肌，血脉不行，轉而爲熱，熱則消肌膚，故爲消癉。此言其人暴剛而肌肉弱者也。

黄帝曰：人之善病寒熱者，何以候之？

少俞答曰：小骨弱肉者，善病寒熱。

黄帝曰：何以候骨之小大，肉之堅脆，色之不一也？

少俞答曰：顴骨者，骨之本也。顴大則骨大，顴小則骨小。皮膚薄而其肉無䐃，其臂懦懦然，其地色殆②然，不與其天同色，污然獨異，此其候也。然後臂薄者，其髓不滿，故善病寒熱也。

黄帝曰：何以候人之善病痺者？

少俞答曰：粗理而肉不堅者，善病痺。

黄帝曰：痺之高下有處乎？

少俞答曰：欲知其高下者，各視其部。

黄帝曰：人之善病腸中積聚者，何以候之？

少俞答曰：皮膚薄而不澤，肉不堅而淖澤，如此則腸胃惡，惡則邪氣留止，積聚乃作③；脾胃之間寒温不次，邪氣稍至，稸積留止，大聚乃起。

---

①衡：原作『衝』，形誤。據《甲乙·卷十一·第六》改。按，『衡』指兩眉。
②殆：《甲乙·卷八·第一（上）》作『炲』，義長。
③作：原誤作『傷』，據《甲乙·卷八·第二》改。

黄帝曰：余聞病形，已知之矣，願聞其時。

少俞答曰：先立其年，以知其時。時高則起，時下則殆，雖不陷下，當年有衝通，其病必起。是謂因形而生病，五變之紀也。

䐑音寬　杌音兀　漉音鹿　懦音儒

本藏第四十七

黄帝問于歧伯曰：人之血氣精神者，所以奉生而周于性命者也。經脉者，所以行血氣而營陰陽，濡筋骨，利關節者也。衛氣者，所以温分肉，充皮膚，肥腠理，司關①闔者也。志意者，所以御精神，收魂魄，適寒温，和喜怒者也。是故血和則經脉流行，營覆陰陽，筋骨勁强，關節清利矣。衛氣和則分肉解利，皮膚調柔，腠理緻密矣。志意和則精神專直，魂魄不散，悔怒不起，五藏不受邪矣。寒温和則六府化穀，風痺不作，經脉通利，肢節得安矣。此人之常平也。五藏者，所以藏精神、血氣、魂魄者也。六府者，所以化水穀而行津液者也。此人之所以具受于天也，無愚智賢不肖，無以相倚也。然有其獨盡天壽，而無邪僻之病，百年不衰，雖犯風雨卒寒大暑，猶有弗能害也。有其不離屏蔽室内，無怵惕之恐，然猶不免於病，何也？願聞其故。

① 關：《素問·生氣通天論》、《陰陽應象大論》王冰注引《靈樞》作『開』。

岐伯對曰：窘乎哉問也。五藏者，所以參天地，副陰陽，而連四時，化五節者也。五藏者，固有小大、高下、堅脆、端正偏傾者。六府亦有小大、長短、厚薄、結直、緩急。凡此二十五者各不同，或善或惡，或吉或凶，請言其方。

心小則安，邪弗能傷，易傷以憂；心大則憂不能傷，易傷于邪。心高則滿于肺中，悗而善忘，難開以言；心下則藏外，易傷于寒，易恐以言。心堅則藏安守固；心脆則善病消癉熱中。心端正則和利難傷；心偏傾則操持不一，無守司也。

肺小則少飲，不病喘喝；肺大則多飲，善病胸痺、喉痺、逆氣。肺高則上氣，肩息欬；肺下則居賁迫肝[①]，善脇下痛。肺堅則不病欬上氣；肺脆則苦病消癉，易傷。肺端正則和利難傷；肺偏傾則胸偏痛也。

肝小則藏安，無脇下之病；肝大則逼胃迫咽，迫咽則苦膈中，且脇下痛。肝高則上支賁，切脇悗[②]，爲息賁；肝下則逼胃，脇下空，脇下空則易受邪。肝堅則藏安難傷；肝脆則善病消癉，易傷。肝端正則和利難傷；肝偏傾則脇下痛也。

脾小則藏安，難傷于邪也；脾大則苦湊䏚而痛，不能疾行。脾高則䏚引季脇而痛；脾下則下加于大腸，下加于大腸則藏苦受邪。脾堅則藏安難傷；脾脆則善病消癉，易傷。脾端正則和利難傷；脾偏傾則善滿善脹也。

---

① 肝：原誤作『肺』，據《太素·卷六·五藏命分》改。
② 切脇悗：『切』字費解，檢上文有『且脇下痛』，疑『切』爲『且』訛。又《甲乙·卷一·第五》、《千金·卷十一·第一》作：『加脇下急。』

腎小則藏安難傷；腎大則善病腰痛，不可以俛仰，易傷以邪。腎高則苦背膂痛，不可以俛仰；腎下則腰尻痛，不可以俛仰，爲狐疝。腎堅則不病腰背痛；腎脆則善病消癉，易傷。腎端正則和利難傷；腎偏傾則苦腰尻痛也。凡此二十五變者，人之所苦常病。

黄帝曰：何以知其然也？

岐伯曰：赤色小理者心小，粗理者心大。無髑骬者心高，髑骬小短舉者心下。髑骬長者心下堅，髑骬弱小以薄①者心脆。髑骬直下不舉者心端正，髑骬倚一方者心偏傾也。

白色小理者肺小，粗理者肺大。巨肩反膺陷喉者肺高，合腋張脇者肺下。好肩背厚者肺堅，肩背薄者肺脆。背膺厚者肺端正，脇偏踈者肺偏傾也。

青色小理者肝小，粗理者肝大。廣胸反骹者肝高，合脇兔骹者肝下。胸脇好者肝堅，脇骨弱者肝脆。膺腹好相得者肝端正，脇骨偏舉者肝偏傾也。

黄色小理者脾小，粗理者脾大。揭唇者脾高，唇下縱者脾下。唇堅者脾堅，唇大而不堅者脾脆。唇上下好者脾端正，唇偏舉者脾偏傾也。

黑色小理者腎小，粗理者腎大。高耳者腎高，耳後陷者腎下。耳堅者腎堅，耳薄不堅者腎脆。耳好前居牙車者腎端正，耳偏高者腎偏傾也。凡此諸變者，持則安，減則病也。

帝曰：善。然非余之所問也。願聞人之有不可病者，至盡天壽，雖有深憂大恐，怵惕之志，猶不能減也，甚寒大熱，不能傷也。其有不離屏蔽室内，又無怵惕之恐，然不免于病者，何也？願聞其故。

① 弱小以薄：《太素》無「小」字。

岐伯曰：五藏六府，邪之舍也，請言其故。五藏皆小者，少病，苦燋心，大愁憂。五藏皆大者，緩于事，難使以憂。五藏皆高者，好高舉措；五藏皆下者，好出人下。五藏皆堅者，無病；五藏皆脆者，不離于病。五藏皆端正者，和利得人心；五藏皆偏傾者，邪心而善盜，不可以爲人平①，反覆言語也。

黃帝曰：願聞六府之應。

岐伯答曰：肺合大腸，大腸者，皮其應。心合小腸，小腸者，脉其應。肝合膽，膽者，筋其應。脾合胃，胃者，肉其應。腎合三焦膀胱，三焦膀胱者，腠理毫毛其應。

黃帝曰：應之奈何？

岐伯曰：肺應皮。皮厚者大腸厚，皮薄者大腸薄，皮緩腹裹大②者大腸大而長，皮急者大腸急而短，皮滑者大腸直，皮肉不相離者大腸結。

心應脉。皮厚者脉厚，脉厚者小腸厚，皮薄者脉薄，脉薄者小腸薄，皮緩者脉緩，脉緩者小腸大而長，皮薄而脉沖小者小腸小而短，諸陽經脉皆多紆屈者小腸結。

脾應肉。肉䐃堅大者胃厚，肉䐃麽者胃薄，肉䐃小而麽者胃不堅，肉䐃不稱身者胃下，胃下者下管約不利，肉䐃不堅者胃緩，肉䐃無小裹累者胃急，肉䐃多小裹累者胃結，胃結者上管約不利也。

肝應爪。爪厚色黃者膽厚，爪薄色紅者膽薄，爪堅色青者膽急，爪濡色赤者膽緩，爪直色白無約者膽直，爪惡色黑多紋者膽結也。

---

① 平：疑「丕」形誤。仁和寺本《太素・卷六・五藏命分》作「丕」。按「丕」即「丕」字，在此乃遵奉之義。《漢書・郊祀志》：「丕天之大律。」顔師古注：「丕，奉也。」又《甲乙・卷一・第五》作「卒」，或「人」下有脫文。

② 腹裹大：「裹」原作「裏」，據《甲乙・卷一・第五》改。下文兩「裹」字同。

腎應骨。密理厚皮者三焦膀胱厚，粗理薄皮者三焦膀胱薄，踈腠理者三焦膀胱緩，皮急而無毫毛者三焦膀胱急，毫毛美而粗者三焦膀胱直，稀毫毛者三焦膀胱結也。

黄帝曰：厚薄美惡皆有形，願聞其所病。

岐伯答曰：視其外應，以知其内藏，則知所病矣。

尻枯高切　骹音敲　髃音结　骬音于

黄帝内經靈樞卷之七

黄帝内經靈樞卷之八

禁服第四十八

雷公問于黄帝曰：細子得受業，通于《九鍼》六十篇。旦暮勤服之，近者編絶，久者簡垢，然尚諷誦弗置，未盡解於意矣。《外揣》言渾束爲一，未知所謂也。夫大則無外，小則無内，大小無極，高下無度，束之奈何？士之才力或有厚薄，智慮褊淺，不能博大深奥，自强于學若①細子。細子恐其散于後世，絶于子孫，敢問約之奈何？

黄帝曰：善乎哉問也！此先師之所禁坐私傳之也，割臂歃血之盟也。子若欲得之，何不齋乎？

雷公再拜而起曰：請聞命于是也。

乃齋宿三日而請曰：敢問今日正陽，細子願以受盟。

黄帝乃與俱入齋室，割臂歃血。黄帝親祝曰：今日正陽，歃血傳方，有敢背此言者，反受其殃。

雷公再拜曰：細子受之。

黄帝乃左握其手，右授之書曰：愼之愼之，吾爲子言之。凡刺之理，經脉爲始，營其所行，知其度

① 若：《太素·卷十四·人迎脉口診》作『未若』。

量，内刺五藏，外刺六府①，審察衛氣，爲百病母。調其虚實，虚實乃止。寫其血絡，血盡不殆矣。

雷公曰：此皆細子之所以通，未知其所約也。

黄帝曰：夫約方者，猶約囊也。囊滿而弗約則輸泄，方成弗約則神與弗俱。

雷公曰：願爲下材者，勿滿而約之。

黄帝曰：未滿而知約之以爲工，不可以爲天下師。

雷公曰：願聞爲工。

黄帝曰：寸口主中，人迎主外，兩者相應，俱往俱來，若引繩大小齊等，春夏人迎微大，秋冬寸口微大，如是者名曰平人。

人迎大一倍于寸口，病在足少陽；一倍而躁，在手少陽。人迎二倍，病在足太陽；二倍而躁，病在手太陽。人迎三倍，病在足陽明；三倍而躁，病在手陽明。盛則爲熱，虚則爲寒，緊則爲痛痺，代則乍甚乍間。盛則寫之，虚則補之，緊痛則取之分肉，代則取血絡且飲藥，陷下則灸之，不盛不虚，以經取之，名曰經刺。人迎四倍者，且大且數，名曰溢陽。溢陽爲外格，死不治。必審按其本末，察其寒熱，以驗其藏府之病。

寸口大于②人迎一倍，病在足厥陰；一倍而躁，在手心主。寸口二倍，病在足少陰；二倍而躁，在手少陰。寸口三倍，病在足太陰；三倍而躁，在手太陰。盛則脹滿，寒中，食不化；虚則熱中，出糜，

---

① 内刺五藏，外刺六府：二「刺」字誤，當據本書《經脉》篇改作「内次五藏，外别六府」。《太素》作「内次五藏，别其六府」。

② 于：原誤作「干」，據古林堂本、明刊本改。

少氣，溺色變。緊則痛痺，代則乍痛乍止。盛則寫之，虛則補之，緊則先刺而後灸之，代則取血絡而後調之，陷下則徒灸之。陷下者，脉血結于中，中有著血，血寒故宜灸之。不盛不虛，以經取之。寸口四倍者，名曰内關。内關者，且大且數，死不治。必審察其本末之寒温，以驗其藏府之病。

通其營輸，乃可傳于大數。大數曰：盛則徒寫之，虛則徒補之，緊則灸刺且飲藥，陷下則徒灸之，不盛不虛，以經取之。所謂經治者，飲藥，亦曰灸刺，脉急則引，脉大以弱則欲安靜，用力無勞也。

歃楚洽切

五色第四十九

雷公問于黄帝曰：五色獨決于明堂乎？小子未知其所謂也。

黄帝曰：明堂者鼻也，闕者眉間也，庭者顔也，蕃者頰側也，蔽者耳門也。其間欲方大，去之十步，皆見于外，如是者壽必中百歲。

雷公曰：五官之辨奈何？

黄帝曰：明堂骨高以起，平以直，五藏次于中央，六府挾其兩側，首面上于闕庭，王宫在于下極，五藏安于胸中，真色以致，病色不見，明堂潤澤以清，五官惡得無辨乎？

雷公曰：其不辨者，可得聞乎？

黄帝曰：五色之見也，各出其色部。部骨陷者，必不免于病矣。其色部乘襲者，雖病甚，不死矣。

雷公曰：官五色奈何？

黄帝曰：青黑爲痛，黄赤爲熱，白爲寒，是謂五官。

雷公曰：病之益甚，與其方衰如何？

黄帝曰：外内皆在焉。切其脉口，滑小緊以沈者，病益甚，在中；人迎氣大緊以浮者，其病益甚，在外。其脉口浮滑者，病日進；人迎沈而滑者，病日損。其脉口滑以沈者，病日進，在内；其人迎脉滑盛以浮者，其病日進，在外。脉之浮沈及人迎與寸口氣小大等者，病難已。病之在藏，沈而大者易已，小爲逆；病在府，浮而大者，其病易已。人迎盛堅①者，傷於寒；氣口盛堅者，傷於食。

雷公曰：以色言病之間甚奈何？

黄帝曰：其色粗以明②，沈大③者爲甚，其色上行者病益甚，其色下行如雲徹散者病方已④。五色各有藏部，有外部，有内部也。色從外部走内部者，其病從外走内；其色從内走外者，其病從内走外。病生於内者，先治其陰，後治其陽，反者益甚。其病生於陽者，先治其外，後治其内，反者益甚。其脉滑大以代而長者，病從外來，目有所見，志有所惡，此陽氣之并也，可變而已。

雷公曰：小子聞，風者百病之始也；厥逆者⑤，寒濕之起也。别之奈何？

黄帝曰：常候闕中，薄澤爲風，沖濁爲痺，在地爲厥。此其常也，各以其色言其病。

---

① 盛堅：《甲乙·卷四·第一（上）》、《太素·卷十四·人迎脉口診》作「盛緊」。
② 色粗以明：《甲乙·卷一·第十五》此下有「者爲間」三字，疑本書脱文。
③ 沈大：古林堂本、明刊本作「沈夭」，義勝。
④ 已：原作「以」，爲通假字，據明刊本改爲本字。
⑤ 厥逆者：據下文黄帝答語「沖濁爲痺，在地爲厥」，疑「逆」爲「痺」誤。

雷公曰：人不病卒死，何以知之？

黄帝曰：大氣入①于藏府者，不病而卒死矣。

雷公曰：病小愈而卒死者，何以知之？

黄帝曰：赤色出兩顴，大如母指者，病雖小愈，必卒死。黑色出於庭，大如母指，必不病而卒死。

雷公再拜曰：善哉。其死有期乎？

黄帝曰：察色以言其時。

雷公曰：善乎，願卒聞之。

黄帝曰：庭者，首面也。闕上者，咽喉也。闕中者，肺也。下極者，心也。直下者，肝也。肝左者，膽也。下者，脾也。方上者，胃也。中央者，大腸也。挾大腸者，腎也。當腎者，臍也。面王以上者，小腸也。面王以下者，膀胱子處也。顴者，肩也。顴後者，臂也。臂下者，手也。目内眥上者，膺乳也。挾繩而上者，背也。循牙車以下者，股也。中央者，膝也。膝以下者，脛也。當脛以下者，足也。巨分者，股裏也。巨屈者，膝臏也。此五藏六府肢節之部也，各有部分。有部分，用陰和陽，用陽和陰。當明部分，萬舉萬當。能別左右，是謂大道。男女異位，故曰陰陽。審察澤夭，謂之良工。

沈濁爲内，浮澤爲外。黄赤爲風，青黑爲痛，白爲寒。黄而膏潤爲膿，赤甚者爲血，痛甚爲攣，寒

① 入：原誤作「人」，據明刊本改。

甚爲皮不仁。五色各見其部，察其浮沈，以知淺深。察其澤夭，以觀成敗。察其散摶①，以知遠近。視色上下，以知病處。積神于心，以知往今。故相氣不微，不知是非。屬意勿去，乃知新故。色明不粗，沈大爲甚②。不明不澤，其病不甚。其色散，駒駒然未有聚，其病散而氣痛，聚未成也。

腎乘心，心先病，腎爲應，色皆如是。男子色在于面王，爲小腹痛，下爲卵痛，其圜直爲莖痛，高爲本，下爲首，狐疝㿉陰之屬也。女子在于面王，爲膀胱子處之病，散爲痛，摶爲聚③。方員左右，各如其色形。其隨而下至胝爲淫，有潤如膏狀，爲暴食不潔。左爲左，右爲右，其色有邪，聚散而不端，面色所指者也。

色者，青黑赤白黄，皆端滿有别鄉。别鄉赤者，其色亦赤④，大如榆莢，在面王爲不日⑤。其色上鋭，首空上向，下鋭下向，在左右如法。

以五色命藏，青爲肝，赤爲心，白爲肺，黄爲脾，黑爲腎。肝合筋，心合脉，肺合皮⑥，脾合肉，腎合骨也。

① 摶：原誤作『摶』，據古林堂本改。與下文『其色散，駒駒然未有聚』合。
② 沈大爲甚：『大』，當據古林堂本、明刊本改作『夭』。
③ 散爲痛，摶爲聚：『摶』，原書作『搏』，據古林堂本改。
④ 其色亦赤：原脱『赤』字，據《甲乙·卷一·第十五》補。
⑤ 在面王爲不日：『不日』，《甲乙·卷一·十五》作『不月』，疑本書誤。『王』，明刊本作『主』。
⑥ 皮：原作『脾』，涉下而誤。據《甲乙·卷一·第十五》改。

論勇第五十

黄帝問于少俞曰：有人于此，並行並立，其年之長少等也，衣之厚薄均也，卒然遇烈風暴雨，或病或不病，或皆病，或皆不病，其故何也？

少俞曰：帝問何急？

黄帝曰：願盡聞之。

少俞曰：春青風，夏陽風，秋涼風，冬寒風。凡此四時之風者，其所病各不同形。

黄帝曰：四時之風，病人如何？

少俞曰：黄色薄皮弱肉者，不勝春之虚風。白色薄皮弱肉者，不勝夏之虚風。青色薄皮弱肉，不勝秋之虚風。赤色薄皮弱肉，不勝冬之虚風也。

黄帝曰：黑色不病乎？

少俞曰：黑色而皮厚肉堅，固不傷于四時之風。其皮薄而肉不堅，色不一者，長夏至而有虚風者，病矣。其皮厚而肌肉堅者，長夏至而有虚風，不病矣。其皮厚而肌肉堅者，必重感于寒，外内皆然，乃病。

黄帝曰：善。

黄帝曰：夫人之忍痛與不忍痛者，非勇怯之分也。夫勇士之不忍痛者，見難則前，見痛則止；夫怯士之忍痛者，聞難則恐，遇痛不動。夫勇士之忍痛者，見難不恐，遇痛不動。夫怯士之不忍痛者，見難與痛，目轉面盼，恐不能言，失氣驚悸①，顔色變化，乍死乍生。余見其然也，不知其何由，願聞其故。

少俞曰：夫忍痛與不忍痛者，皮膚之薄厚，肌肉之堅脆、緩急之分也，非勇怯之謂也。

黄帝曰：願聞勇怯之所由然。

少俞曰：勇士者，目深以固，長衡直揚，三焦理横，其心端直，其肝大以堅，其膽滿以傍，怒則氣盛而胸張，肝舉而膽横，眥裂而目揚，毛起而面蒼，此勇士之由然者也。

黄帝曰：願聞怯士之所由然。

少俞曰：怯士者，目大而不減，陰陽相失，其焦理縱，䯏骬短而小，肝系緩，其膽不滿而縱，腸胃挺，脇下空，雖方大怒，氣不能滿其胸，肝肺雖舉，氣衰復下，故不能久怒，此怯士之所由然者也。

黄帝曰：怯士之得酒，怒不避勇士者，何藏使然？

少俞曰：酒者水穀之精，熟穀之液也，其氣慓悍。其入于胃中則胃脹，氣上逆，滿于胸中，肝浮膽横。當是之時，固比于勇士，氣衰則悔與勇士同類，不知避之，名曰酒悖也。

① 失氣驚悸：原脱『悸』字。《靈樞經校釋》據周曰校本、日刻本補，今從之。

胃挺下古梗切

背腧第五十一

黄帝問于岐伯曰：願聞五藏之腧出于背者。

岐伯曰：胸中大腧在杼骨之端，肺腧在三椎①之傍②，心腧在五椎之傍，膈腧在七椎之傍，肝腧在九椎之傍，脾腧在十一椎之傍，腎腧在十四椎之傍，皆③挾脊相去三寸所，則欲得而驗之，按其處，應在中而痛解，乃其腧也。灸之則可，刺之則不可。氣盛則寫之，虚則補之。以火補者，毋吹其火，須自滅也。以火寫者，疾吹其火，傅④其艾，須其火滅也。

衛氣第五十二

黄帝曰：五藏者，所以藏精神魂魄者也。六府者，所以受水穀而行化物者也。其氣内干⑤五藏，而

①椎：原誤作『焦』據《素問·血氣形志篇》王冰注引《靈樞》文及《甲乙·卷三·第八》、《太素·卷十一·氣穴》改。以下五『椎』字同。

②傍：原誤作『間』，據《素問·血氣形志篇》王冰注引《靈樞》文改。以下五『間』字同。

③皆：原誤作『背』，據古林堂本、明刊本改，與《太素》合。

④傅：原誤作『傳』，據《太素》改。《甲乙·卷三·第八》作『拊』，義同。

⑤内干：《太素·卷十·經脉標本》作『内入于』；《甲乙·卷二·第四》作『内循於』。

外絡肢節。其浮氣之不循經者爲衛氣，其精氣之行于經者爲營氣，陰陽相隨，外内相貫，如環之無端，亭亭淳淳乎，孰能窮之？然其分别陰陽，皆有標本虚實所離之處。能别陰陽十二經者，知病之所生。候虚實之所在者，能得病之高下。知六府之氣街者，能知解結契紹于門戶。能知虚石①之堅軟者，知補寫之所在。能知六經標本者，可以無惑于天下。

岐伯曰：博哉，聖帝之論！臣請盡意悉言之。

足太陽之本在跟以上五寸中，標在兩絡命門。命門者，目也。

足少陽之本在竅陰之間，標在窗籠之前。窗籠者，耳也。

足少陰之本在内踝下上三寸②中，標在背腧與舌下兩脉也。

足厥陰之本在行間上五寸所，標在背腧也。

足陽明之本在厲兑，標在人迎頰上③，挾頏顙也。

足太陰之本在中封前上四寸之中，標在背腧與舌本也。

手太陽之本在外踝之後，標在命門之上一寸也。

手少陽之本在小指次指之間上二寸，標在耳後上角下外眥也。

手陽明之本在肘骨中，上至别陽，標在顔下合鉗上也。

---

① 虚石：據上文「皆有標本虚實所離之處」，「石」當作「實」。《甲乙》、《太素》亦作「虚實」。下文「石」字同。

② 内踝下上三寸：《甲乙·卷二·第四》同。《太素·卷十·經脉標本》作「内踝下二寸」。

③ 頰上：原脱「上」字，據明鈔本《甲乙·卷二·第四》林億注引《九卷》文補。

手太陰之本在寸口之中，標在腋内動脉也[①]。

手少陰之本在鋭骨之端，標在背腧也。

手心主之本在掌後兩筋之間二寸中，標在腋下下三寸也。

凡候此者，下虚則厥，下盛則熱；上虚則眩，上盛則熱痛。故石者絶而止之，虚者引而起之。

請言氣街：胸氣有街，腹氣有街，頭氣有街，脛氣有街。故氣在頭者，止之于腦。氣在胸者，止之膺與背腧。氣在腹者，止之背腧與衝脉干[②]臍左右之動脉者。氣在脛者，止之于氣街與承山、踝上以下[③]。取此者用毫鍼，必先按而在久，應于手，乃刺而予之。所治者，頭痛眩仆，腹痛中滿暴脹，及有新積。痛可移者，易已也。積不痛，難已也。

鉗（音鈐）

論痛第五十三

黄帝問于少俞曰：筋骨之强弱，肌肉之堅脆，皮膚之厚薄，腠理之踈密各不同，其于鍼石火焫之痛何如？腸胃之厚薄堅脆亦不等，其於毒藥何如？願盡聞之。

---

① 動脉也：原脱「脉」字，據《甲乙·卷二·第四》、《太素》補。
② 干：明刊本作「于」；《甲乙》作「於」。
③ 踝上以下：「以」字衍，當據《太素》删。

少俞曰：人之骨强筋弱肉緩皮膚厚者耐痛，其于鍼石之痛、火焫亦然。
黄帝曰：其耐火焫者，何以知之？
少俞答曰：加以黑色而美骨者，耐火焫。
黄帝曰：其不耐鍼石之痛者，何以知之？
少俞曰：堅肉薄皮者，不耐鍼石之痛，于火焫亦然。
黄帝曰：人之病，或同時而傷，或易已，或難已，其故何如？
少俞曰：同時而傷，其身多熱者易已，多寒者難已。
黄帝曰：人之勝毒，何以知之？
少俞曰：胃厚色黑大骨及肥者，皆勝毒。故其瘦而薄胃者，皆不勝毒也。

天年第五十四

黄帝問于岐伯曰：願聞人之始生，何氣築爲基？何立而爲楯？何失而死？何得而生？
岐伯曰：以母爲基，以父爲楯。失神者死，得神者生也。
黄帝曰：何者爲神？
岐伯曰：血氣已和，榮衛已通，五藏已成，神氣舍心，魂魄畢具，乃成爲人。
黄帝曰：人之壽夭各不同，或夭壽，或卒死，或病久。願聞其道。

岐伯曰：五藏堅固，血脉和調，肌肉解利，皮膚緻密，營衛之行，不失其常，呼吸微徐，氣以度行，六府化穀，津液布揚，各如其常，故能長久。

黄帝曰：人之壽百歲而死，何以致之？

岐伯曰：使道隧以長，基牆高以方，通調營衛，三部三里起，骨高肉滿，百歲乃得終。

黄帝曰：其氣之盛衰，以至其死，可得聞乎？

岐伯曰：人生十歲，五藏始定，血氣已通，其氣在下，故好走。二十歲，血氣始盛，肌肉方長，故好趨。三十歲，五藏大定，肌肉堅固，血脉盛滿，故好步。四十歲，五藏六府十二經脉皆大盛以平①定，腠理始踈，榮華頽落②，髮頗斑白，平盛不摇，故好坐。五十歲，肝氣始衰，肝葉始薄，膽汁始減③，目始不明。六十歲，心氣始衰，苦④憂悲，血氣懈惰，故好卧。七十歲，脾氣虚，皮膚枯。八十歲，肺氣衰，魄離，故言善誤。九十歲，腎氣焦，四藏經脉空虚。百歲，五藏皆虚，神氣皆去，形骸獨居而終矣。

黄帝曰：其不能終壽而死者，何如？

岐伯曰：其五藏皆不堅，使道不長，空外以張，喘息暴疾，又卑基牆，薄脉少血，其肉不石，數中風寒，血氣虚，脉不通，真邪相攻，亂而相引，故中壽而盡也。

---

① 平：《太素·卷二·壽限》作「丕」。下文「平」字同。
② 頽落：《太素》同。《素問·陰陽大論》王冰注引《靈樞》作「稍落」。
③ 減：原誤作「滅」，據《甲乙·卷六·第十二》、《太素》改。
④ 苦：明刊本及《太素》作「善」；《甲乙》作「乃善」。

逆順第五十五

黄帝問于伯高曰：余聞氣有逆順，脉有盛衰，刺有大約，可得聞乎？

伯高曰：氣之逆順者，所以應天地陰陽、四時五行也。脉之盛衰者，所以候血氣之虚實有餘不足。刺之大約者，必明知病之可刺，與其未可刺，與其已不可刺也。

黄帝曰：候之奈何？

伯高曰：《兵法》曰：無迎逢逢之氣，無擊堂堂之陣。《刺法》曰：無刺熇熇之熱，無刺漉漉之汗，無刺渾渾之脉，無刺病與脉相逆者。

黄帝曰：候其可刺奈何？

伯高曰：上工，刺其未生者也，其次刺其未盛者也，其次刺其已衰者也。下工，刺其方襲者也，與其形之盛者也，與其病之與脉相逆者也。故曰：方其盛也，勿敢毁傷。刺其已衰，事必大昌。故曰：上工治未病，不治已病。此之謂也。

逢蒲蒙切　熇呼木切

五味第五十六

黄帝曰：願聞穀氣有五味，其入五藏，分别奈何？

伯高曰：胃者五藏六府之海也，水穀皆入于胃，五藏六府皆稟氣于胃。五味各走其所喜，穀味酸，先走肝；穀味苦，先走心；穀味甘，先走脾；穀味辛，先走肺；穀味鹹，先走腎。穀氣津液已行，營衛大通，乃化糟粕，以次傳下。

黄帝曰：營衛之行奈何？

伯高曰：穀始入于胃，其精微者先出于胃之兩焦，以溉五藏，别出兩行營衛之道。其大氣之摶而不行者，積于胸中，命曰氣海，出于肺，循喉咽，故呼則出，吸則入。天地之精氣，其大數常出三入一，故穀不入，半日則氣衰，一日則氣少矣。

黄帝曰：穀之五味，可得聞乎？

伯高曰：請盡言之。

五穀：秔米甘，麻酸，大豆鹹，麥苦，黄黍辛。

五菓：棗甘，李酸，栗鹹，杏苦，桃辛。

五畜：牛甘，犬酸，猪鹹，羊苦，雞辛。

五菜：葵甘，韭酸，藿鹹，薤苦，葱辛。

五色：黄色宜甘，青色宜酸，黑色宜鹹，赤色宜苦，白色宜辛。

凡此五者，各有所宜。五宜所言五色者①，脾病者宜食秔米飯、牛肉、棗、葵；心病者宜食麥、羊肉、杏、薤；腎病者宜食大豆黄卷、猪肉、栗、藿；肝病者宜食麻、犬肉、李、韭；肺病者宜食黄黍、

① 五宜所言五色者：《太素·卷二·調食》作「所言五宜者」，義勝。

雞肉、桃、葱。

五禁：肝病禁辛，心病禁鹹，脾病禁酸，腎病禁甘，肺病禁苦。

肝色青，宜食甘，秔米飯、牛肉、棗、葵皆甘；心色赤，宜食酸，犬①肉、麻、李、韭皆酸；脾色黄，宜食鹹，大豆、豕肉、栗、藿皆鹹；肺色白，宜食苦，麥、羊肉、杏、薤皆苦；腎色黑，宜食辛，黄黍、雞肉、桃、葱皆辛。

黄帝内經靈樞卷之八

① 犬：原誤作『大』，據古林堂本、明刊本改。

黄帝内經靈樞卷之九

水脹第五十七

黄帝問于岐伯曰：水與膚脹、鼓脹、腸覃、石瘕、石水，何以别之？

岐伯答曰：水始起也，目窠上微腫，如新臥起之狀。其頸脉動，時欬，陰股間寒，足脛瘇，腹乃大，其水已成矣。以手按其腹，隨手而起，如裹水之狀，此其候也。

黄帝曰：膚脹何以候之？

岐伯曰：膚脹者，寒氣客于皮膚之間，鼟鼟然不堅，腹大，身盡腫，皮厚，按其腹窅而不起，腹色不變，此其候也。

鼓脹何如？

岐伯曰：腹脹身皆大，大與膚脹等也，色蒼黄，腹筋起，此其候也。

腸覃何如？

岐伯曰：寒氣客于腸外，與衛氣相搏①，氣不得榮，因有所繫，癖而内著，惡氣乃起，瘜肉乃生。其始生也，大如雞卵，稍以益大，至其成，如懷子之狀，久者離歲，按之則堅，推之則移，月事以時

---

① 搏：當據明刊本作「摶」。《甲乙・卷八・第四》作「摶」。《太素・卷二十九・脹論》、《千金・卷二十一・第四》作「薄」。

下，此其候也。

石瘕何如？

岐伯曰：石瘕生于胞中，寒氣客于子門，子門閉塞，氣不得通，惡血當寫不寫，衃以留止，日以益大，狀如懷子，月事不以時下。皆生于女子，可導而下。

黄帝曰：膚脹鼓脹可刺邪？

岐伯曰：先寫其脹之血絡，後調其經，刺去其血絡也。

賊風第五十八

黄帝曰：夫子言賊風邪氣之傷人也，令人病焉。今有其不離屏蔽，不出空穴①之中，卒然病者，非不離賊風邪氣，其故何也？

岐伯曰：此皆嘗有所傷于濕氣，藏于血脉之中，分肉之間，久留而不去；若有所墮墜，惡血在内而不去。卒然喜怒不節，飲食不適，寒温不時，腠理閉而不通。其開而遇風寒，則血氣凝結，與故邪相襲則爲寒痹。其有熱則汗出，汗出則受風，雖不遇賊風邪氣，必有因加而發焉。

黄帝曰：今夫子之所言者，皆病人之所自知也。其毋所遇邪氣，又毋怵惕之所志，卒然而病者，其故何也？唯有因鬼神之事乎？

① 空穴：古林堂本、明刊本作『室穴』，義勝。

岐伯曰：此亦有故邪留而未發，因而志有所惡，及有所慕，血氣内亂，兩氣相摶①。其所從來者微，視之不見，聽而不聞，故似鬼神。

黃帝曰：其祝而已者，其故何也？

岐伯曰：先巫者，因知百病之勝，先知其病之所從生者，可祝而已也。

衛氣失常第五十九

黃帝曰：衛氣之留于腹中，搐②積不行，苑③蘊不得常所，使人肢④脇，胃中滿，喘呼逆息者，何以去之？

伯高曰：其氣積于胸中者，上取之；積于腹中者，下取之；上下皆滿者，傍取之。

黃帝曰：取之奈何？

伯高對曰：積于上者⑤，寫人迎⑥、天突、喉中；積于下者，寫三里與氣街；上下皆滿者，上下取之，與季脇之下一寸，一本云季脇之下深一寸重者雞足取之。診視其脉大而弦急，及絶不至者，及腹皮急甚者，不可刺也。

---

① 摶：當據明刊本作「搏」。《甲乙·卷六·第五》作「薄」。
② 搐：字誤。當據《甲乙·卷九·第四》改作「稸」。按，「稸」與「畜」通，今作「蓄」。
③ 苑：《明堂·卷一》楊上善注作「菀」。按，「苑」、「菀」皆與「鬱」通。
④ 肢：據文義當作「支」。《甲乙》作「榰」，與「支」通。
⑤ 積于上者：原脱「者」字，據《甲乙·卷九·第四》補，與下文「積于下者」合。
⑥ 人迎：明刊本作「大迎」。

黄帝曰：善。

黄帝問于伯高曰：何以知皮肉、氣血、筋骨之病也？

伯高曰：色起兩眉薄澤者，病在皮；脣色青黄赤白黑者，病在肌肉；營氣濡然者，病在血氣；目色青黄赤白黑者，病在筋；耳焦枯受塵垢，病在骨。

黄帝曰：病形何如？取之奈何？

伯高曰：夫百病變化，不可勝數。然皮有部，肉有柱，血氣有輸，骨有屬。

黄帝曰：願聞其故。

伯高曰：皮之部，輸于四末。肉之柱，在臂脛諸陽分肉之間與足少陰分間。血氣之輸，輸于諸絡，氣血留居，則盛而起。筋部無陰無陽，無左無右，候病所在。骨之屬者，骨空之所以受益而益腦髓者也。

黄帝曰：取之奈何？

伯高曰：夫病變化，浮沈深淺不可勝窮，各在其處。病間者淺之，甚者深之。間者小之，甚者衆之。隨變而調氣，故曰上工。

黄帝問于伯高①曰：人之肥瘦大小寒温，有老壯少小，别之奈何？

伯高對曰：人年五十已上爲老，二十已上爲壯，十八已上爲少，六歲已上爲小。

黄帝曰：何以度知其肥瘦？

---

① 伯高：原誤作『歧伯』，據明刊本改，與前後文合。

伯高曰：人有脂①，有膏，有肉②。

黄帝曰：别此奈何？

伯高曰：䐃肉③堅，皮滿者，脂；䐃肉不堅，皮緩者，膏；皮肉不相離者，肉。一本云䐃肉

黄帝曰：身之寒温何如？

伯高曰：膏者，其肉淖而粗理者身寒；細理者身熱。脂者，其肉堅細理者熱；粗理者寒④。

黄帝曰：其肥瘦大小奈何？

伯高曰：膏者，多氣而皮縱緩，故能縱腹垂腴。肉者，身體容大。脂者，其身收小。

黄帝曰：三者之氣血多少何如？

伯高曰：膏者多氣，多氣者熱，熱者耐寒。肉者多血則充形，充形則平。脂者其血清，氣滑少，故不能大。此别于衆人者也。

黄帝曰：衆人奈何？

伯高曰：衆人皮肉脂膏不能相加也，血與氣不能相多，故其形不小不大，各自稱其身，命曰衆人。

黄帝曰：善。治之奈何？

伯高曰：必先别其三形，血之多少，氣之清濁，而後調之，治無失常經。是故膏人縱腹垂腴，肉人

---

① 脂：原作「肥」，據《甲乙·卷六·第六》改，與下文合。下節伯高答語「脂」字同。

② 肉：原誤作「内」，據古林堂本、明刊本改。以下經、注四「肉」字同。

③ 䐃肉：《甲乙》作「䐃肉」，義勝。下「䐃」字同。

④ 脂者……粗理者寒：按，上文言「人有脂、有膏、有肉」，則此下脱與「肉者」相關文字。

者上下容大，脂人者雖脂不能大也①。

玉版第六十

黄帝曰：余以小鍼爲細物也，夫子乃言上合之于天，下合之于地，中合之于人，余以爲過鍼之意矣，願聞其故。

岐伯曰：何物大於天乎？夫大于鍼者，惟五兵者焉。五兵者，死之備也，非生之具。且夫人者，天地之鎮也，其不可不參乎。夫治民者，亦唯鍼焉。夫鍼之與五兵，其孰小乎？

黄帝曰：病之生時，有喜怒不測，飲食不節，陰氣不足，陽氣有餘，營氣不行，乃發爲癰疽。陰陽不通，兩熱相搏②，乃化爲膿。小鍼能取之乎？

岐伯曰：聖人不能使化者，爲之邪，不可留也。故兩軍相當，旗幟相望，白刃陳于中野者，此非一日之謀也。能使其民令行禁止，士卒無白刃之難者，非一日之教也，須臾之得也。夫至使身被癰疽之病，膿血之聚者，不亦離道遠乎？夫癰疽之生，膿血之成也，不從天下，不從地出，積微之所生也。故聖人自治于未有形也，愚者遭其已成也。

黄帝曰：其已形，不予遭。膿已成，不予見。爲之奈何？

岐伯曰：膿已成，十死一生。故聖人弗使已成，而明爲良方，著之竹帛，使能者踵而傳之後世，無

① 也：原作『者』，據明刊本改。
② 摶：當據明刊本作『搏』。《甲乙・卷十一・第九（下）》、《太素・卷二十三・癰疽逆順刺》均作『薄』。

有終時者，爲其不予遭也。

黄帝曰：其已有膿血而後遭乎？不導之①以小鍼治乎？

岐伯曰：以小治小者其功小，以大治大者多害。故其已成膿血者，其唯砭石鈹鋒之所取也。

黄帝曰：多害者其不可全乎？

岐伯曰：其在逆順焉。

黄帝曰：願聞逆順。

岐伯曰：以爲傷者，其白眼青黑，眼小，是一逆也。内藥而嘔者，是二逆也。腹痛渴甚，是三逆也。肩項中不便，是四逆也。音嘶色脱，是五逆也。除此五者爲順矣。

黄帝曰：諸病皆有逆順，可得聞乎？

岐伯曰：腹脹身熱，脉大②，是一逆也。腹鳴而滿，四肢清，泄，其脉大，是二逆也。衄而不止，脉大，是三逆也。咳且溲血脱形，其脉小勁，是四逆也。欬，脱形身熱，脉小以疾，是謂五逆也。如是者，不過十五日而死矣。

其腹大脹，四末清，脱形，泄甚，是一逆也。腹脹便血，其脉大時絶，是二逆也。欬溲血，形肉③脱，脉搏，是三逆也。嘔血，胸滿引背，脉小而疾，是四逆也。欬嘔腹脹，且飧泄，其脉絶，是五逆也。如是者，不及一時而死矣。工不察此者而刺之，是謂逆治。

---

① 不導之：明刊本作『不道乎』。
② 脉大：《甲乙·卷四·第一（下）》『大』字下注：『一作「小」。』
③ 肉：原誤作『内』，據古林堂本、明刊本改。

黄帝曰：夫子之言鍼甚駿，以配天地，上數天文，下度地紀，内别五藏，外次六府，經脉二十八會，盡有周紀，能殺生人，不能起死者，子能反之乎？

岐伯曰：能殺生人，不能起死者也。

黄帝曰：余聞之則爲不仁，然願聞其道，弗行於人。

岐伯曰：是明道也，其必然也。其如刀劍之可以殺人，如飲酒使人醉也，雖勿診，猶可知矣。

黄帝曰：願卒聞之。

岐伯曰：人之所受氣者，穀也。穀之所注者，胃也。胃者，水穀氣血之海也。海之所行雲氣者，天下也。胃之所出氣血者，經隧也。經隧者，五藏六府之大絡也，迎而奪之而已矣。

黄帝曰：上下有數乎？

岐伯曰：迎之五里，中道而止，五至而已，五往而藏之氣盡矣，故五五二十五而竭其輸矣。此所謂奪其天氣者也，非能絶其命而傾其壽者也。

黄帝曰：願卒聞之。

岐伯曰：闚門而刺之者，死于家中；入門而刺之者，死于堂上。

黄帝曰：善乎方，明哉道！請著之玉版，以爲重寶，傳之後世，以爲刺禁，令民勿敢犯也。

五禁第六十一

黄帝問于岐伯曰：余聞刺有五禁，何謂五禁？

岐伯曰：禁其不可刺也。

黄帝曰：余聞刺有五奪。

岐伯曰：無寫其不可奪者也。

黄帝曰：余聞刺有五過。

岐伯曰：補寫無過其度。

黄帝曰：余聞刺有五逆。

岐伯曰：病與脉相逆，命曰五逆。

黄帝曰：余聞刺有九宜。

岐伯曰：明知九鍼之論，是謂九宜。

黄帝曰：何謂五禁？願聞其不可刺之時。

岐伯曰：甲乙日自乘，無刺頭，無發矇于耳内。丙丁日自乘，無振埃于肩喉廉泉。戊己日自乘四季，無刺腹去爪寫水。庚辛日自乘，無刺關節于股膝。壬癸日自乘，無刺足脛。是謂五禁。

黄帝曰：何謂五奪？

岐伯曰：形肉已奪，是一奪也。大奪血之後，是二奪也。大汗出之後，是三奪也。大泄之後，是四奪也。新産及大血之後，是五奪也。此皆不可寫。

黄帝曰：何謂五逆？

岐伯曰：熱病脉静，汗已出，脉盛躁，是一逆也。病泄，脉洪大，是二逆也。著痺不移，䐃肉破，身熱，脉偏絶，是三逆也。淫而奪形，身熱，色夭然白，及後下血衃，血衃篤重，是謂四逆也。寒熱奪形，脉堅搏，是謂五逆也。

動輸第六十二

黄帝曰：經脉十二，而手太陰、足少陰、陽明獨動不休，何也？

岐伯曰：足陽明①，胃脉也。胃爲五藏六府之海，其清氣上注于肺，肺氣從太陰而行之，其行也，以息往來，故人一呼脉再動，一吸脉亦再動，呼吸不已，故動而不止。

黄帝曰：氣之過于寸口也，上十焉息，下八焉伏②，何道從還？不知其極。

岐伯曰：氣之離藏也，卒然如弓弩之發，如水之下岸，上于魚以反衰，其餘氣衰散以逆上，故其行微。

黄帝曰：足之陽明，何因而動？

岐伯曰：胃氣上注于肺，其悍氣上衝頭者，循咽上走空竅，循眼系，入絡腦，出顑，下客主人，循牙車，合陽明，并下人迎。此胃氣別走于陽明者也，故陰陽上下，其動也若一。故陽病而陽脉小者爲逆，陰病而陰脉大者爲逆。故陰陽俱靜俱動，若引繩相傾者病。

黄帝曰：足少陰何因而動？

---

① 足陽明：原作「是明」。據《甲乙·卷二·第一（下）》、《太素·卷九·脉行同異》改。

② 上十焉息，下八焉伏：明鈔本《甲乙》作「上出焉息，下入焉伏」；《太素》作「上焉息，下焉伏」。疑本書「十」、「八」二字爲「出」、「入」之誤。

岐伯曰：衝脉者，十二經之海也。與少陰之大絡起于腎下，出于氣街，循陰股内廉，邪入膕中，循脛骨内廉，並少陰之經，下入内踝之後，入足下。其別者，邪入踝，出屬、跗上，入大指之間，注諸絡以温足脛。此脉之常動者也。

黄帝曰：營衛之行也，上下相貫，如環之無端。今有其卒然遇邪氣，及逢大寒，手足懈惰，其脉①陰陽之道，相輸之會，行相失也，氣何由還？

岐伯曰：夫四末陰陽之會者，此氣之大絡也。四街者，氣之徑路也。故絡絶則徑通，四末解則氣從合，相輸如環。

黄帝曰：善。此所謂如環無端，莫知其紀，終而復始，此之謂也。

五味論第六十三

黄帝問于少俞曰：五味入于口也，各有所走，各有所病。酸走筋，多食之令人癃；鹹走血，多食之令人渴；辛走氣，多食之令人洞心；苦走骨，多食之令人變嘔；甘走肉，多食之令人悗心。余知其然也，不知其何由，願聞其故。

少俞答曰：酸入于胃，其氣澀以收，上之兩焦，弗能出入也，不出即留于胃中，胃中和温，則下注膀胱，膀胱之胞薄以懦，得酸則縮綣，約而不通，水道不行，故癃。陰者，積筋之所終也，故酸入而走

① 其脉：《甲乙》作『不隨其脉』。

筋矣。

黄帝曰：鹹走血，多食之令人渴，何也？

少俞曰：鹹入于胃，其氣上走中焦，注于脉，則血氣走之，血與鹹相得則凝，凝則胃中汁注之，注之則胃中竭，竭則咽路焦，故舌本乾而善渴。血脉者，中焦之道也，故鹹入而走血矣。

黄帝曰：辛走氣，多食之令人洞心，何也？

少俞曰：辛入于胃，其氣走于上焦。上焦者，受氣而營諸陽者也。薑韭之氣熏之，營衛之氣不時受之，久留心下，故洞心。辛與氣俱行，故辛入而與汗俱出。

黄帝曰：苦走骨，多食之令人變嘔，何也？

少俞曰：苦入于胃，五穀之氣皆不能勝苦，苦入下脘，三焦之道皆閉而不通，故變嘔。齒者，骨之所終也，故苦入而走骨，故入而復出，知其走骨也。

黄帝曰：甘走肉，多食之令人悗心，何也？

少俞曰：甘入于胃，其氣弱小，不能上至于上焦，而與穀留于胃中。甘者①，令人柔潤者也，胃柔則緩，緩則蟲動，蟲動則令人悗心。其氣外通於肉，故甘走肉。

① 甘者：原脱『甘』字，據《甲乙·卷六·第九》、《太素·卷二·調食》補。

陰陽二十五人第六十四

黄帝曰：余問①陰陽之人何如，伯高曰：天地之間，六合之内，不離于五，人亦應之，故五五二十五人之政，而陰陽之人不與焉。其態又不合于衆者五，余已知之矣。願聞二十五人之形，血氣之所生，别而以候，從外知内何如？

岐伯曰：悉乎哉問也。此先師之秘也，雖伯高猶不能明之也。

黄帝避席遵循而却曰：余聞之，得其人弗教，是謂重失。得而泄之，天將厭之。余願得而明之，金櫃藏之，不敢揚之。

岐伯曰：先立五形，金木水火土，别其五色，異其五形之人，而二十五人具矣。

黄帝曰：願卒聞之。

岐伯曰：慎之慎之，臣請言之。

木形之人，比於上角，似於蒼帝。其爲人蒼色，小頭，長面，大肩背，直身，小手足，好有才，勞心少力②，多憂勞於事。能春夏不能秋冬，感而病生，足厥陰佗佗然。

大角之人，比於左足少陽，少陽之上遺遺然。

左角之人，比於右足少陽，少陽之下隨隨然。一曰少角

---

① 問：原作『聞』，與文義不合。《靈樞經校釋》據守山閣本改作『問』，今從之。

② 好有才，勞心少力：明鈔本《甲乙・卷一・第十六》、《千金・卷十・第一》作『有才，好勞心，少力』。

釱角之人，比於右足少陽，少陽之上推推然。一曰右角

判角之人，比於左足少陽，少陽之下栝栝然。

火形之人，比於上徵，似於赤帝。其爲人赤色，廣䏖①，鋭②面小頭，好肩背髀腹，小手足，行安地，疾心③，行摇肩，背肉滿，有氣輕財，少信多慮，見事明，好顏④急心，不壽暴死。能春夏不能秋冬，秋冬感而病生，手少陰核核然。

質徵之人，比於左手太陽，太陽之上肌肌然。一曰質之人，一曰大徵

少徵之人，比於右手太陽，太陽之下慆慆然。

右徵之人，比於右手太陽，太陽之上鮫鮫然。一曰熊熊然

質判之人，比於左手太陽，太陽之下支支頤頤然。一曰質徵

土形之人，比於上宫，似於上古黄帝。其爲人黄色，圓面大頭，美肩背，大腹，美股脛，小手足，多肉，上下相稱，行安地，舉足浮安，心好利人，不喜權勢，善附人也。能秋冬不能春夏，春夏感而病生，足太陰敦敦然。

---

①䏖：指脊肉。《靈樞經校釋》曰：「周（曰校）本作『矧』。」按，據本篇各節所述，此句言面部特徵，『矧』指齒齦，作『矧』似是。

②鋭：原誤作『脱』，據明刊本改。

③疾心：《千金》無『心』字。

④顏：明鈔本《甲乙》作『顧』，似是。

大宮之人，比於左足陽明，陽明之上婉婉然。

加宮之人，比於左足陽明，陽明之下坎坎然。一曰衆之人

少宮之人，比於右足陽明，陽明之上樞樞然。

左宮之人，比於右①足陽明，陽明之下兀兀然。一曰衆之人，一曰陽明之上

金形之人，比於上商，似於白帝。其爲人方面，白色，小頭，小肩背，小腹，小手足，如骨發踵外，骨輕，身清廉，急心，靜悍，善爲吏。能秋冬不能春夏，春夏感而病生，手太陰敦敦然。

釱商之人，比於左手陽明，陽明之上廉廉然。

右商②之人，比於左手陽明，陽明之下脱脱然。

大商③之人，比於右手陽明，陽明之上監監然。

少商之人，比於右手陽明，陽明之下嚴嚴然。

水形之人，比於上羽，似於黑帝。其爲人黑色，面不平，大頭廉④頤，小肩大腹，動手足，發行摇身，下尻長，背延延然，不敬畏，善欺紿人，戮死。能秋冬不能春夏，春夏感而病生，足少陰汗汗然⑤。

大羽之人，比於右足太陽，太陽之上頰頰然。

---

① 右：劉衡如先生曰：『擬據「左宮」之義作「左」。』

② 右商：劉衡如先生曰：『右，擬改爲「左」，與下「右商」爲對文。』

③ 大商：當據古林堂本改作『右商』，與本書《五音五味》篇合。明刊本作『左商』。

④ 廉：《甲乙》、《千金·卷十九·第一》作『廣』，義勝。

⑤ 汗汗然：『汗』爲『汙（污）』形誤。古林堂本、明刊本作『汙汙然』；《甲乙》、《千金》作『污污然』。

少羽之人，比於左足太陽，太陽之下紆紆然。衆之爲人，比於右足太陽，太陽之下潔潔然。一曰加之人桎之爲人，比於左足太陽，太陽之上安安然。是故五形之人二十五變者，衆之所以相欺①者是也。

黃帝曰：得其形，不得其色，何如？

歧伯曰：形勝色，色勝形者，至其勝時年加，感則病行，失則憂矣。形色相得者，富貴大樂。

黃帝曰：其形色相勝之時，年加可知乎？

歧伯曰：凡年忌下上之人②，大忌常加九歲③：七歲、十六歲、二十五歲、三十四歲、四十三歲、五十二歲、六十一歲，皆人之大忌，不可不自安也。感則病行，失則憂矣。當此之時，無爲姦事，是謂年忌。

黃帝曰：夫子之言，脉之上下，血氣之候，以知形氣奈何？

歧伯曰：足陽明之上，血氣盛則髯美長；血少氣多則髯短；故氣少血多則髯少；血氣皆少則無髯，兩吻多畫。足陽明之下，血氣盛則下毛美長至胸；血多氣少則下毛美短至臍，行則善高舉足，足指少肉，足善寒；血少氣多則肉而善瘃；血氣皆少則無毛，有則稀枯悴，善痿厥足痺。

①欺：劉衡如先生曰：「疑當作『異』。」
②凡年忌下上之人：《甲乙·卷一·第十六》作「凡年之」，與下文連讀。
③九歲：原脫，據下文年加之數補。《甲乙》雖作「九歲」，但與下文「七歲」誤倒。

足少陽之上，氣血盛則通髯美長；血多氣少則通髯美短；血少氣多則少髯；血氣皆少則無鬚①。感於寒濕則善痺，骨痛爪枯也。足少陽之下，血氣盛則脛毛美長，外踝肥；血多氣少則脛毛美短，外踝皮堅而厚；血少氣多則胻毛少，外踝皮薄而軟；血氣皆少則無毛，外踝瘦無肉。

足太陽之上，血氣盛則美眉，眉有毫毛；血多氣少則惡眉，面多少②理；血少氣多則面多肉；血氣和則美色。足太陽③之下，血氣盛則跟肉滿，踵堅；氣少血多則瘦，跟空；血氣皆少則喜轉筋，踵下痛。

手陽明之上，血氣盛則髭美；血少氣多則髭惡；血氣皆少則無髭。手陽明之下，血氣盛則腋下毛美，手魚肉以温；氣血皆少則手瘦以寒。

手少陽之上，血氣盛則眉美以長，耳色美；血氣皆少則耳焦惡色。手少陽之下，血氣盛則手捲多肉以温；血氣皆少則寒以瘦；氣少血多則瘦以多脉。

手太陽之上，血氣盛則有多鬚，面多肉以平④；血氣皆少則面瘦惡色。手太陽之下，血氣盛則掌肉充滿；血氣皆少則掌瘦以寒。

黄帝曰：二十五人者，刺之有約乎？

岐伯曰：美眉者，足太陽之脉氣血多；惡眉者，血氣少。其肥而澤者，血氣有餘；肥而不澤者，氣有餘，血不足；瘦而無澤者，氣血俱不足。審察其形氣有餘不足而調之，可以知逆順矣。

---

① 鬚：據上文，疑當作「髯」。
② 少：與「小」通。《甲乙·卷一·第十六》作「小」。
③ 足太陽：原誤作「足太陰」，據《靈樞發微》改，與文義合。
④ 平：疑爲「平（丕）」字之誤。按，「丕」，大也。

黄帝曰：刺其諸陰陽奈何？

歧伯曰：按其寸口、人迎，以調陰陽，切循其經絡之凝濇，結而不通者，此於身皆爲痛痺，甚則不行，故凝濇。凝濇者，致氣以温之，血和乃止。其結絡者，脉結血不和①，決之乃行。故曰：氣有餘於上者，導而下之；氣不足於上者，推而休②之；其稽留不至者，因而迎之。必明於經隧，乃能持之。寒與熱爭者，導而行之；其宛陳血不結者，則而予之③。必先明知二十五人，則④血氣之所在，左右上下，刺約畢也。

釱音第　慆他刀切　鮫音交　胻音杭　瘃只玉切

黄帝内經靈樞卷之九

① 不和：明刊本、《甲乙》作「不行」。
② 休：本書《官能》篇曰：「上氣不足，推而揚之。」據此，「休」當作「揚」。又《甲乙》作「往」，與上爲對文。
③ 則而予之：《甲乙》作「即而取之」。
④ 則：《甲乙》作「别」。

黄帝内經靈樞卷之十

五音五味第六十五

右徵與少徵，調右手太陽上。
左商與左徵，調左手陽明上。
少徵與大宫，調左手陽明上。
右角與大角，調右足少陽下。
大徵與少徵，調左手太陽上。
衆羽與少羽，調右足太陽下。
少商與右商，調右手太陽下。
桎羽與衆羽，調右足太陽下。
少宫與大宫，調右足陽明下。
判角與少角，調右足少陽下。
釱商與上商，調右足陽明下。
釱商與上角，調左足太陽下。

上徵與右徵同，穀麥，畜羊，果杏。手少陰①，藏心，色赤，味苦，時夏。
上羽與大羽同，穀大豆，畜彘，果栗。足少陰，藏腎，色黑，味鹹，時冬。
上宫與大宫同，穀稷，畜牛，果棗。足太陰，藏脾，色黄，味甘，時季夏。
上商與右商同，穀黍，畜雞，果桃。手太陰，藏肺，色白，味辛，時秋。
上角與大角同，穀麻，畜犬，果李。足厥陰，藏肝，色青，味酸，時春。
大宫與上角同，右足陽明上。
左角與大角同，左足陽明上。
少羽與大羽同，右足太陽下。
左商與右商同，左手陽明上。
加宫與大宫同，左足少陽上。
質判與大宫同，左手太陽下。
判角與大角同，左足少陽下。
大羽與大角同，右足太陽上。
大角與大宫同，右足少陽上。
右徵，少徵，質徵，上徵，判徵。
右角，釱角，上角，大角，判角。

①陰：原誤作『陽』，據文成堂本改。

右商，少商，鈦商，上商，左商。

少宫，上宫，大宫，加宫，左角宫①。

衆羽，桎羽，上羽，大羽，少羽。

黄帝曰：婦人無鬚者，無血氣乎？

岐伯曰：衝脉、任脉皆起於胞中，上循脊②裏，爲經絡之海。其浮而外者，循腹右③上行，會於咽喉，别而絡脣口。血氣盛則充膚熱肉，血獨盛則澹滲皮膚，生毫毛。今婦人之生，有餘於氣，不足於血，以其數脱血也，衝任之脉不榮口脣，故鬚不生焉。

黄帝曰：士人有傷于陰，陰氣絶而不起，陰不用，然其鬚不去，其故何也？宦者獨去，何也？願聞其故。

岐伯曰：宦者去其宗筋，傷其衝脉，血寫不復，皮膚内結，脣口不榮，故鬚不生。

黄帝曰：其有天宦者，未嘗被傷，不脱於血，然其鬚不生，其故何也？

岐伯曰：此天之所不足也。其任衝不盛，宗筋不成，有氣無血，脣口不榮，故鬚不生。

黄帝曰：善乎哉，聖人之通萬物也，若日月之光影，音聲鼓響④，聞其聲而知其形，其非夫子，孰能明萬物之精？是故聖人視其顔色，黄赤者多熱氣，青白者少熱氣，黑色者多血少氣。美眉者太陽多

① 左角宫：《靈樞發微》無「角」字。疑「角」字衍。
② 脊：原作「背」，據《太素·卷十·任脉》、《甲乙·卷二·第二》改。
③ 右：當據《素問·骨空論》王冰注引《鍼經》改爲「各」。
④ 音聲鼓響：《太素》作「音聲之鼓響」。據上文「日月之光影」，疑本書脱「之」字。

血，通髯極鬚者少陽多血，美鬚者陽明多血，此其時然也。夫人之常數，太陽常多血少氣，少陽常多氣少血，陽明常多血多氣，厥陰常多氣少血，少陰常多血少氣[①]，太陰常多血少氣[②]，此天之常數也。

百病始生第六十六

黄帝問于岐伯曰：夫百病之始生也，皆生於風雨寒暑，清濕喜怒。喜怒不節則傷藏，風雨則傷上，清濕則傷下。三部之氣所傷異類，願聞其會。

岐伯曰：三部之氣各不同，或起於陰，或起于陽，請言其方。喜怒不節則傷藏，藏傷則病起於陰也；清濕襲虚則病起於下；風雨襲虚則病起於上，是謂三部。至於其淫泆，不可勝數。

黄帝曰：余固不能數，故問先師，願卒聞其道。

岐伯曰：風雨寒熱，不得虚邪不能獨傷人。卒然逢疾風暴雨而不病者，蓋無虚，故邪不能獨傷人。此必因虚邪之風與其身形兩虚相得，乃客其形。兩實相逢，衆人肉堅。其中於虚邪也，因於天時，與其身形，參以虚實，大病乃成。氣有定舍，因處爲名，上下中外，分爲三員[③]。是故虚邪之中人也，始於皮膚，皮膚緩則腠理開，開則邪從毛髮入，入則抵深，深則毛髮立，毛髮立則淅然，故皮膚痛。留而不

①　少陰常多血少氣：《甲乙》、《太素》同。明刊本作「少陰常多氣少血」；《靈樞・卷十二・九鍼論》作「少陰多氣少血」；《素問・血氣形志篇》作「少陰常少血多氣」。
②　太陰常多血少氣：《太素》作「太陰常多血氣」。
③　員：當據明刊本、《太素・卷二十七・邪傳》改作「貞」。

去，則傳舍於絡脉，在絡之時，痛於肌肉，其痛之時息，大經乃代。留而不去，傳舍於經，在經之時，洒淅喜驚。留而不去，傳舍於輸，在輸之時，六經不通四肢，則肢節痛，腰脊乃强。留而不去，傳舍於伏衝之脉，在伏衝之時，體重身痛。留而不去，傳舍於腸胃，在腸胃之時，賁響腹脹，多寒則腸鳴飧泄，食不化，多熱則溏出麋。留而不去，傳舍於腸胃之外，募原之間，留著於脉，稽留而不去，息而成積。或著孫脉，或著絡脉，或著經脉，或著輸脉，或著於伏衝之脉，或著于膂筋，或著於腸胃之募原，上連於緩筋，邪氣淫泆，不可勝論。

黄帝曰：願盡聞其所由然。

岐伯曰：其著孫絡之脉而成積者，其積往來上下，臂手孫絡之居也，浮而緩，不能句積而止之，故往來移行腸胃之間，水湊滲注灌，濯濯有音，有寒則䐜，䐜滿①雷引，故時切痛。其著於陽明之經，則挾臍而居，飽食則益大，饑則益小。其著於緩筋也，似陽明之積，飽食則痛，饑則安。其著於腸胃之募原也，痛而外連於緩筋，飽食則安，饑則痛。其著於伏衝之脉者，揣之②應手而動，發手則熱氣下於兩股，如湯沃之狀。其著於膂筋在腸後者，饑則積見，飽則積不見，按之不得。其著於輸之脉者，閉塞不通，津液不下，孔竅乾壅，此邪氣之從外入内，從上下也。

黄帝曰：積之始生，至其已成奈何？

岐伯曰：積之始生，得寒乃生，厥乃成積也。

---

① 有寒則䐜，䐜滿：《甲乙·卷八·第二》作『有寒則腹䐜滿』；《太素·卷二十七·邪傳》作『有寒則脉䐜滿』。

② 揣之：《太素》作『揣揣』。

黄帝曰：其成積奈何？

岐伯曰：厥氣生足悗，悗生脛寒，脛寒則血脉凝濇，血脉凝濇則寒氣上入於腸胃，入於腸胃則䐜脹，䐜脹則腸外之汁沫迫聚不得散，日以成積。卒然多食飲則腸滿，起居不節，用力過度，則絡脉傷，陽絡傷則血外溢，血外溢則衄血；陰絡傷則血内溢，血内溢則後血。腸胃之絡傷，則血溢于腸外，腸外有寒，汁沫與血相搏，則并合凝聚不得散，而積成矣。卒然外中於寒，若内傷於憂怒，則氣上逆，氣上逆則六輸不通，温氣不行，凝血藴裹①而不散，津液濇滲，著而不去，而積皆成矣。

黄帝曰：其生于陰者奈何？

岐伯曰：憂思傷心；重寒傷肺；忿怒傷肝；醉以入房，汗出當風傷脾；用力過度，若入房汗出浴，則傷腎。此内外三部之所生病者也。

黄帝曰：善。治之奈何？

岐伯答曰：察其所痛，以知其應。有餘不足，當補則補，當寫則寫，毋逆天時，是謂至治。

泆音亦

行鍼第六十七

黄帝問于岐伯曰：余聞九鍼於夫子，而行之於百姓。百姓之血氣各不同形，或神動而氣先鍼行，

① 凝血藴裹：「血」，明刊本作「結」；「裹」，《甲乙》、《太素》作「裹」。

或氣與鍼相逢，或鍼已出氣獨行，或數刺乃知，或發鍼而氣逆，或數刺病益劇。凡此六者，各不同形，願聞其方。

岐伯曰：重陽之人，其神易動，其氣易往也。

黄帝曰：何謂重陽之人？

岐伯曰：重陽之人，熇熇高高，言語善疾，舉足善高，心肺之藏氣有餘，陽氣滑盛而揚，故神動而氣先行。

黄帝曰：重陽之人而神不先行者，何也？

岐伯曰：此人頗有陰者也。

黄帝曰：何以知其頗有陰也？

岐伯曰：多陽者多喜，多陰者多怒，數怒者易解，故曰頗有陰。其陰陽之離合難，故其神不能先行也。

黄帝曰：其氣與鍼相逢奈何？

岐伯曰：陰陽和調而血氣淖澤滑利，故鍼入而氣出，疾而相逢也。

黄帝曰：鍼已出而氣獨行者，何氣使然？

岐伯曰：其陰氣多而陽氣少，陰氣沈而陽氣浮，沈[①]者内藏，故鍼已出，氣乃隨其後，故獨行也。

黄帝曰：數刺乃知，何氣使然？

①沈：原脱，據《太素・卷二十三・量氣刺》補。

岐伯曰：此人之多陰而少陽，其氣沈而氣往難，故數刺乃知也。

黄帝曰：鍼入而氣逆者，何氣使然？

岐伯曰：其氣逆與其數刺病益甚者，非陰陽之氣浮沈之勢也，此皆粗之所敗，上之所失，其形氣無過焉。

上膈第六十八

黄帝曰：氣爲上膈者，食飲入而還出，余已知之矣。蟲爲下膈，下膈者，食晬時乃出，余未得其意，願卒聞之。

岐伯曰：喜怒不適，食飲不節，寒温不時，則寒汁流於腸中，流于腸中則蟲寒，蟲寒則積聚，守於下管，則腸胃充郭，衛氣不營，邪氣居之。人食則蟲上食，蟲上食則下管虚，下管虚則邪氣勝之，積聚以留，留則癰成，癰成則下管約。其癰在管内者，即而痛深；其癰在外者，則癰外而痛浮，癰上皮熱。

黄帝曰：刺之奈何？

岐伯曰：微按其癰，視氣所行，先淺刺其傍，稍内益深，還而刺之，毋過三行；察其沈浮，以爲深淺；已刺必熨，令熱入中，日使熱内，邪氣益衰，大癰乃潰。伍以參禁，以除其内。恬憺無爲，乃能行氣。後以鹹苦，化穀乃下矣。

潰音會

憂恚無言第六十九

黄帝問於少師曰：人之卒然憂恚而言無音者，何道之塞，何氣不行①，使音不彰？願聞其方。

少師答曰：咽喉者，水穀之道也。喉嚨者，氣之所以上下者也。會厭者，音聲之户也。口脣者，音聲之扇也。舌者，音聲之機也。懸雍垂者，音聲之關也。頏顙者，分氣之所泄也。横骨者，神氣所使，主發舌者也。故人之鼻洞涕出不收者，頏顙不開，分氣失也。是故厭小而薄②，則發氣疾，其開闔利，其出氣易；其厭大而厚，則開闔難，其氣出遲，故重言也。人卒然無音者，寒氣客于厭，則厭不能發，發不能下，至其開闔不利③，故無音。

黄帝曰：刺之奈何？

歧伯曰：足之少陰上繫於舌，絡於横骨，終於會厭，兩寫其血脉，濁氣乃辟。會厭之脉，上絡任脉，取之天突，其厭乃發也。

寒熱第七十

黄帝問于歧伯曰：寒熱瘰癧在於頸腋者，皆何氣使生？

① 不行：原誤作『出行』，據《甲乙·卷十二·第二》改。
② 厭小而薄：『薄』上原有『疾』字，涉下而衍，據《甲乙》删。
③ 不利：原作『不致』，據《甲乙》改。

岐伯曰：此皆鼠瘻寒熱之毒氣也，留於脉而不去者也。

黄帝曰：去之奈何？

岐伯曰：鼠瘻之本皆在於藏，其末上出於頸腋之間。其浮於脉中，而未内著於肌肉而外爲膿血者，易去也。

黄帝曰：去之奈何？

岐伯曰：請從其本引其末①，可使衰去而絶其寒熱。審按其道以予之，徐往徐來以去之。其小如麥者，一刺知，三刺而已。

黄帝曰：決其生死奈何？

岐伯曰：反其目視之，其中有赤脉，上下貫瞳子，見一脉，一歲死；見一脉半，一歲半死；見二脉，二歲死；見二脉半，二歲半死；見三脉，三歲而死。見赤脉不下貫瞳子，可治也。

邪客第七十一

黄帝問于伯高曰：夫邪氣之客人也，或令人目不瞑不臥出者，何氣使然？

伯高曰：五穀入于胃也，其糟粕、津液、宗氣分爲三隧，故宗氣積于胸中，出于喉嚨以貫心脉②，

---

① 其本引其末：《外臺・卷二十三》、《千金・卷二十三・第一》作『其末引其本』。

② 心脉：《甲乙・卷十二・第三》、《太素・卷十二・營衛氣行》作『心肺』，義勝。

而行呼吸焉。營氣者，泌其津液，注之於脉，化以爲血，以榮四末，内注五藏六府，以應刻數焉。衛氣者，出其悍氣之慓疾，而先行於四末分肉皮膚之間而不休者也，晝日行於陽，夜行於陰，常從足少陰之分間行於五藏六府。今厥氣客於五藏六府，則衛氣獨衛其外，行於陽不得入於陰，行於陽則陽氣盛，陽氣盛則陽蹻滿①，不得入於陰，陰虚故目不瞑。

黄帝曰：善。治之奈何？

伯高曰：補其不足，寫其有餘，調其虚實，以通其道而去其邪。飲以半夏湯一劑，陰陽已通，其臥立至。

黄帝曰：善。此所謂決瀆壅塞，經絡大通，陰陽和得②者也，願聞其方。

伯高曰：其湯方：以流水千里以外者八升，揚之萬遍，取其清五升煑之，炊以葦薪，火沸置秫米一升、治半夏五合，徐炊，令竭爲一升半，去其滓，飲汁一小杯，日三，稍益，以知爲度。故其病新發者，覆杯則臥，汗出則已矣。久者，三飲而已也。

黄帝問於伯高曰：願聞人之肢節以應天地奈何？

伯高答曰：天圓地方，人頭圓足方以應之；天有日月，人有兩目；地有九州，人有九竅；天有風雨，人有喜怒；天有雷電，人有音聲；天有四時，人有四肢；天有五音，人有五藏；天有六律，人有六府；天有冬夏，人有寒熱；天有十日，人有手十指；辰有十二，人有足十指、莖垂以應之，女子不足二

① 滿：原作「陷」，據《甲乙·卷十二·第三》、《太素·卷十二·營衛氣行》改。
② 和得：《甲乙》作「得和」，疑本書誤倒。

節，以抱人形；天有陰陽，人有夫妻；歲有三百六十五日，人有三百六十五節①；地有高山，人有肩膝；地有深谷，人有腋膕；地有十二經水，人有十二經脉；地有泉脉，人有衛氣；地有草蓂②，人有毫毛；天有晝夜，人有卧起；天有列星，人有牙齒；地有小山，人有小節；地有山石，人有高骨；地有林木，人有募筋；地有聚邑，人有䐃肉；歲有十二月，人有十二節；地有四時不生草，人有無子。此人與天地相應者也。

黄帝問于岐伯曰：余願聞持鍼之數，内鍼之理，縱舍之意，扞皮開腠理，奈何？脉之屈折出入之處，焉至而出？焉至而止？焉至而徐？焉至而疾？焉至而入？六府之輸於身者，余願盡聞其序③，别離之處，離而入陰，别而入陽，此何道而從行？願盡聞其方。

岐伯曰：帝之所問，鍼道畢④矣。

黄帝曰：願卒聞之。

岐伯曰：手太陰之脉，出於大指之端，内屈循白肉際，至本節之後太淵，留以澹，外屈上於本節下，内屈，與陰諸絡會于魚際，數脉并注，其氣滑利，伏行壅骨之下，外屈出於寸口而行，上至於肘内廉，入於大筋之下，内屈上行臑陰，入腋下，内屈走肺。此順行逆數之屈折也。

心主之脉，出於中指之端，内屈循中指内廉以上，留於掌中，伏行兩骨之間，外屈出兩筋之間，骨

① 三百六十五節：原脱「五」字，據《太素·卷五·天地合》補。
② 蓂：本書《癰疽》篇曰：「草蓂不成。」
③ 其序：原誤作「少序」，據《太素·卷九·脉行同異》改。
④ 畢：原誤作「乖」，據明刊本、文成堂本改。

肉之際，其氣滑利，上二寸，外屈出行兩筋之間，上至肘內廉，入於小筋之下，留兩骨之會，上入於胸中，內絡於心脉①。

黄帝曰：手少陰之脉獨無腧，何也？

岐伯曰：少陰，心脉也。心者，五藏六府之大主也，精神之所舍也。其藏堅固，邪弗能客②也，客之則心傷，心傷則神去，神去則死矣。故諸邪之在於心者，皆在於心之包絡。包絡者，心主之脉也，故獨無腧焉。

黄帝曰：少陰獨無腧者，不病乎？

岐伯曰：其外經病而藏不病，故獨取其經於掌後鋭骨之端，其餘脉出入屈折，其行之徐疾，皆如手少陰③、心主之脉行也。故本腧者，皆因其氣之虚實疾徐以取之，是謂因衝而寫，因衰而補。如是者，邪氣得去，真氣堅固，是謂因天之序。

黄帝曰：持鍼縱舍奈何？

岐伯曰：必先明知十二經脉之本末，皮膚之寒熱，脉之盛衰滑濇。其脉滑而盛者，病日進；虚而細者，久以持。大以濇者，爲痛痹。陰陽如一者，病難治。其本末尚熱者，病尚在；其熱以衰者，其病亦去矣。持其尺，察其肉之堅脆、大小、滑濇、寒温、燥濕，因視目之五色，以知五藏而決死生。視其血脉，察其色，以知其寒熱痛痹。

① 心脉：古林堂本同。明刊本、《太素》作「心肺」；《甲乙·卷三·第二十五》作「心胞」。
② 客：原誤作「容」，據明鈔本《甲乙·卷三·第二十六》、《太素》、《脉經·卷六·第三》改。下「客」字同。
③ 手少陰：當據《太素》改作「手太陰」。

黄帝曰：持鍼縱舍，余未得其意也。

岐伯曰：持鍼之道，欲端以正，安以静，先知虚實，而行疾徐。左手執骨，右手循之，無與肉果，寫欲端以正，補必閉膚，輔鍼①導氣，邪得淫泆，真氣得居。

黄帝曰：扞皮開腠理奈何？

岐伯曰：因其分肉，在②别其膚，微内而徐端之，適神不散，邪氣得去。

黄帝問於岐伯曰：人有八虚，各何以候？

岐伯答曰：以候五藏。

黄帝曰：候之奈何？

岐伯曰：肺心有邪，其氣留於兩肘；肝有邪，其氣流于兩腋；脾有邪，其氣留于兩髀；腎有邪，其氣留于兩膕。凡此八虚者，皆機關之室，真氣之所過，血絡之所遊，邪氣惡血固③不得住留，住留則傷筋絡骨節，機關不得屈伸，故痀攣也。

泌兵媚切　扞苦旱切　痀音拘

---

① 輔鍼：《太素·卷二十二·刺法》、《甲乙·卷五·第七》皆作『轉鍼』，義勝。
② 在：原誤作『左』，據《太素·卷二十二·刺法》改。按《爾雅·釋詁下》：『在，察也。』
③ 固：《太素》作『因』。

通天第七十二

黄帝問于少師曰：余嘗聞人有陰陽，何謂陰人？何謂陽人？

少師曰：天地之間，六合之内，不離於五，人亦應之，非徒一陰一陽而已也，而略言耳，口弗能徧明也。

黄帝曰：願略聞其意，有賢人聖人，心能備而行之乎？

少師曰：蓋有太陰之人、少陰之人、太陽之人、少陽之人、陰陽和平之人。凡五人者，其態不同，其筋骨氣血各不等。

黄帝曰：其不等者，可得聞乎？

少師曰：太陰之人，貪而不仁，下齊湛湛，好内而惡出，心和①而不發，不務於時，動而後之，此太陰之人也。

少陰之人，小貪而賊心，見人有亡，常若有得，好傷好害，見人有榮，乃反愠怒，心疾而無恩，此少陰之人也。

太陽之人，居處于于，好言大事，無能而虚説，志發於四野，舉措不顧是非，爲事如常自用，事雖敗而常無悔，此太陽之人也。

① 心和：《甲乙·卷一·第十六》作『心抑』，義勝。

少陽之人，諟諦好自貴，有小小官，則高自宜①，好爲外交，而不内附，此少陽之人也。

陰陽和平之人，居處安靜，無爲懼懼，無爲欣欣，婉然從物，或與不爭，與時變化，尊則謙謙，譚而不治，是謂至治。古之善用鍼艾者，視人五態乃治之，盛者寫之，虚者補之。

黄帝曰：治人之五態奈何？

少師曰：太陰之人，多陰而無陽，其陰血濁，其衛氣濇，陰陽不和，緩筋而厚皮，不之疾寫，不能移之。

少陰之人，多陰少陽，小胃而大腸，六府不調，其陽明脉小而太陽脉大，必審調之，其血易脱，其氣易敗也。

太陽之人，多陽而少陰，必謹調之，無脱其陰，而寫其陽，陽重脱者易狂，陰陽皆脱者暴死不知人也。

少陽之人，多陽少陰，經小而絡大，血在中而氣在外②，實陰而虚陽，獨寫其絡脉則强，氣脱而疾，中氣不足，病不起也。

陰陽和平之人，其陰陽之氣和，血脉調。謹診其陰陽，視其邪正，安其容儀③，審有餘不足，盛則寫之，虚則補之，不盛不虚，以經取之。此所以調陰陽，別五態之人者也。

黄帝曰：夫五態之人者，相與毋故，卒然新會，未知其行也，何以別之？

---

① 自宜：當據《甲乙》改作『自宣』。
② 氣在外：原脱『在』字，據《甲乙·卷一·第十六》補。
③ 安其容儀：原脱『其』字，據《甲乙》補，與上文『視其邪正』合。

少師答曰：衆人之屬，不如①五態之人者，故五五二十五人，而五態之人不與焉。五態之人，尤不合於衆者也。

黃帝曰：別五態之人奈何？

少師曰：太陰之人，其狀黮黮然黑色，念然下意，臨臨然長大，膕然未僂，此太陰之人也。

少陰之人，其狀清然竊然，固以陰賊，立而躁嶮，行而似伏，此少陰之人也。

太陽之人，其狀軒軒儲儲，反身折膕，此太陽之人也。

少陽之人，其狀立則好仰，行則好搖，其兩臂兩肘則常出於背，此少陽之人也。

陰陽和平之人，其狀委委然，隨隨然，顒顒然，愉愉然，暶暶然，豆豆然，衆人皆曰君子，此陰陽和平之人也。

諟上紙切　黮直稔切　暶辭緣切

黃帝内經靈樞卷之十

① 不如：明刊本作『不知』。

黄帝内經靈樞卷之十一

官能第七十三

黄帝問于岐伯曰：余聞九鍼於夫子，衆多矣，不可勝數。余推而論之，以爲一紀，余司誦之，子聽其理，非則語余，請其正道①，令可久傳，後世無患，得其人乃傳，非其人勿言。

岐伯稽首再拜曰：請聽聖王之道。

黄帝曰：用鍼之理，必知形氣之所在，左右上下，陰陽表裏，血氣多少，行之逆順，出入之合，謀伐有過。知解結，知補虚寫實，上下氣門，明通於四海，審其所在，寒熱淋露，以輸異處②，審於調氣，明於經隧，左右肢③絡，盡知其會。寒與熱爭，能合而調之；虚與實鄰，知決而通之；左右不調，把④而行之；明於逆順，乃知可治。陰陽不奇，故知起時，審於本末，察其寒熱，得邪所在，萬刺不殆。知官九鍼，刺道畢矣。

① 請其正道：古林堂本、明刊本作『請正其道』。
② 以輸異處：《太素・卷十九・知官能》、《銅人・卷三》作『滎腧異處』，義勝。
③ 肢：《太素》、《銅人》作『支』，義勝。
④ 把：《太素》同。古林堂本、明刊本作『犯』。

明於五輸，徐疾所在，屈伸出入，皆有條理。言陰與陽①，合於五行。五藏六府，亦有所藏。四時八風，盡有陰陽，各得其位，合於明堂。各處色部，五藏六府。察其所痛，左右上下。知其寒温，何經所在。審皮膚之寒温滑濇，知其所苦。膈有上下，知其氣所在。先得其道，稀而踈之，稍深以留，故能徐入之。大熱在上，推而下之。從下上者，引而去之。視前痛者，常先取之。大寒在外，留而補之。入於中者，從合寫之。鍼所不爲，灸之所宜。上氣不足，推而揚之。下氣不足，積而從之。陰陽皆虚，火自當之。厥而寒甚，骨廉陷下，寒過於膝，下陵三里。陰絡所過，得之留止，寒入於中，推而行之。經陷下者，火則當之。結絡堅緊，火所治之。不知所苦，兩蹻之下，男陰女陽②，良工所禁。鍼論畢矣。

用鍼之服，必有法則，上視天光，下司八正，以辟奇邪，而觀百姓，審於虚實，無犯其邪。是得天之露，遇歲之虚，救而不勝，反受其殃。故曰：必知天忌，乃言鍼意。法於往古，驗於來今。觀於窈冥，通於無窮。粗之所不見，良工之所貴。莫知其形，若神髣髴。

邪氣之中人也，洒淅動形。正邪之中人也微，先見於色，不知於其身，若有③若無，若亡若存，有形無形，莫知其情。是故上工之取氣，乃救其萌芽。下工守其已成，因敗其形。是故工之用鍼也，知氣之所在，而守其門戶，明於調氣，補寫所在，徐疾之意，所取之處。

寫必用員，切而轉之，其氣乃行。疾而徐出，邪氣乃出。伸而迎之，遙大其穴，氣出乃疾。

① 陽：原作『五』，涉下而誤，據《太素》改。
② 男陰女陽：《甲乙·卷五·第四》、《太素》皆作『男陽女陰』。
③ 有：原誤作『在』，據文成堂本改。

補必用方，外引其皮，令當其門，左引其樞，右推其膚，微旋而徐推之，必端以正，安以靜，堅心無解。欲微以留，氣下而疾出之，推其皮，蓋其外門，真氣乃存。用鍼之要，無忘其神。

雷公問於黄帝曰：《鍼論》曰：得其人乃傳，非其人勿言。何以知其可傳？

黄帝曰：各得其人，任之其能，故能明其事。

雷公曰：願聞官能奈何？

黄帝曰：明目者，可使視色；聰耳者，可使聽音；捷疾辭語者，可使傳論；語徐而安靜，手巧而心審諦者，可使行鍼艾，理血氣而調諸逆順，察陰陽而兼諸方；緩節柔筋而心和調者，可使導引行氣；疾毒言語輕人者，可使唾癰呪病；爪苦手毒，爲事善傷者，可使按積抑痹。各得其能，方乃可行，其名乃彰。不得其人，其功不成，其師無名。故曰：得其人乃言，非其人勿傳，此之謂也。手毒者，可使試按龜，置龜於器下而按其上，五十日而死矣。手甘者，復生如故也。

出入之合一本作會　把而行之一本作犯而行之　窈冥一本作冥冥

論疾診尺第七十四

黄帝問于岐伯曰：余欲無視色持脉，獨調其尺，以言其病，從外知内，爲之奈何？

岐伯曰：審其尺之緩急、小大、滑濇、肉之堅脆，而病形定矣。

視人之目窠上微癰，如新臥起狀，其頸脉動，時欬，按其手足上，窅而不起者，風水膚脹也。

尺膚滑，其淖澤者，風也。尺肉弱者①，解㑊安臥；脫肉者，寒熱，不治。尺膚滑而澤脂者，風也。尺膚濇者，風痺也。尺膚粗如枯魚之鱗者，水泆飲也。尺膚熱甚，脉盛躁者，病温也。其脉盛而滑者，病②且出也。尺膚寒，其脉小者，泄，少氣。尺膚炬然，先熱後寒者，寒熱也。尺膚先寒，久持③之而熱者，亦寒熱也。

肘所獨熱者，腰以上熱。手所獨熱者，腰以下熱。肘前獨熱者，膺前熱。肘後獨熱者，肩背熱。臂中獨熱者，腰腹熱。肘後粗以下三四寸熱者，腸中有蟲。掌中熱者，腹中熱。掌中寒者，腹中寒。魚上白肉有青血脉者，胃中有寒。尺炬然熱，人迎大者，當奪血。尺堅大，脉小甚，少氣，悗有加，立死。

目赤色者病在心，白在肺，青在肝，黄在脾，黑在腎，黄色不可名者，病在胸中。

診目痛，赤脉從上下者，太陽病。從下上者，陽明病。從外走内者，少陽病。

診寒熱，赤脉上下至瞳子，見一脉，一歲死；見一脉半，一歲半死；見二脉，二歲死；見二脉半，二歲半死；見三脉，三歲死。

診齲齒痛，按其陽之來，有過者獨熱，在左左④熱，在右右熱，在上上熱，在下下熱。

診血脉者，多赤多熱，多青多痛，多黑爲久痺。多赤、多黑、多青皆見者，寒熱身痛。而色微黄，齒垢黄，爪甲上黄，黄疸也。安臥，小便黄赤，脉小而濇者，不嗜食。

① 尺肉弱者：《脉經·卷四·第一》作「尺内弱」。
② 病：《太素·卷十五·尺診》、《甲乙·卷四·第二（上）》皆作「汗」。
③ 持：原作「大」，據《太素》、《甲乙》改。
④ 左：原誤作「右」，據《甲乙·卷十二·第六》、《脉經·卷五·第四》改。

人病，其寸口之脉與人迎①之脉小大等，及其浮沈等者，病難已也。

女子手少陰脉動甚者，姙子。

嬰兒病，其頭毛皆逆上者，必死。耳間青脉起者，掣痛。大便赤瓣②飧泄，脉小者，手足寒，難已。飧泄，脉小，手足温，泄易已③。

四時之變，寒暑之勝，重陰必陽，重陽必陰。故陰主寒，陽主熱。故寒甚則熱，熱甚則寒。故曰：寒生熱，熱生寒。此陰陽之變也。故曰：冬傷於寒，春生癉熱；春傷於風，夏生後泄腸澼；夏傷於暑，秋生痎瘧；秋傷於濕，冬生咳嗽。是謂四時之序也。

目窠音科　窅音杳　炬然及許切。亦作炟④然　齵丘禹切，齒蠹　掣尺列切　痎瘧上音皆，瘦瘧⑤也

刺節真邪第七十五

黄帝問于岐伯曰：余聞刺有五節，奈何？

岐伯曰：固有五節，一曰振埃，二曰發矇，三曰去爪，四曰徹衣，五曰解惑。

---

① 人迎：人衛影印趙府本作「人近」，乃今人描補之誤。

② 赤瓣：原作「赤辦」，「辦」與「瓣」通，今改爲本字。《甲乙·卷十二·第十一》作「青瓣」，義勝。

③ 泄易已：明刊本作「亦易已」；《甲乙》、《脉經·卷九·第九》、《太素·卷十六·雜診》作「易已」。

④ 炟：原作「及」，據古林堂本、明刊本改。按，「炟」音達，《廣韻·曷韻》：「炟，火起。」

⑤ 瘧：原書作「瘞」，據古林堂本、明刊本改。

黄帝曰：夫子言五節，余未知其意。

岐伯曰：振埃者，刺外經，去陽病也；發矇者，刺府輸，去府病也；去爪者，刺關節肢絡①也；徹衣者，盡刺諸陽之奇輸也；解惑者，盡知調陰陽，補寫有餘不足，相傾移也。

黄帝曰：《刺節》言振埃，夫子乃言刺外經，去陽病，余不知其所謂也，願卒聞之。

岐伯曰：振埃者，陽氣大逆，上滿於胸中，憤瞋肩息，大氣逆上，喘喝坐伏，病惡埃煙，䭇不得息。請言振埃，尚疾於振埃。

黄帝曰：善。取之何如？

岐伯曰：取之天容。

黄帝曰：其欬上氣窮詘，胸痛者，取之奈何？

岐伯曰：取之廉泉。

黄帝曰：取之有數乎？

岐伯曰：取天容者，無過一里。取廉泉者，血變而止。

帝曰：善哉。

黄帝曰：《刺節》言發矇，余不得其意。夫發矇者，耳無所聞，目無所見，夫子乃言刺府輸，去府病，何輸使然？願聞其故。

岐伯曰：妙乎哉問也。此刺之大約，鍼之極也，神明之類也，口說書卷猶不能及也。請言發矇耳，

---

①　肢絡：《甲乙·卷九·第十一》、《太素·卷二十二·五節刺》作「支絡」。下同。

尚疾于發矇也。

黃帝曰：善。願卒聞之。

歧伯曰：刺此者，必於日中，刺其聽宮，中其眸子，聲聞於耳，此其輸也。

黃帝曰：善。何謂聲聞於耳？

歧伯曰：刺邪，以手堅按其兩鼻竅而疾偃，其聲必應於鍼也。

黃帝曰：善。此所謂弗見爲之，而無目視，見而取之，神明相得者也。

黃帝曰：《刺節》言①去爪，夫子乃言刺關節肢絡，願卒聞之。

歧伯曰：腰脊者，身之大關節也。肢②脛者，人之所以③趨翔也。莖垂者，身中之機，陰精之候，津液之道也。故飲食不節，喜怒不時，津液内溢，乃下留於睾，血道不通④，日大不休，俛仰不便，趨翔不能，此病滎然有水，不上不下，鈹石所取，形不可匿，常⑤不得蔽，故命曰去爪。

帝曰：善。

黃帝曰：《刺節》言徹衣，夫子乃言盡刺諸陽之奇輸，未有常處也，願卒聞之。

歧伯曰：是陽氣有餘而陰氣不足，陰氣不足則内熱，陽氣有餘則外熱，兩⑥熱相摶，熱於懷炭，外

① 言：原誤作『善』，據《太素》、《甲乙·卷九·第十一》改。
② 肢：《太素》、《甲乙》作『股』。
③ 所以：原誤作『管以』，據《太素》改。
④ 血道不通：《甲乙》、《太素》作『水道不通』，義勝。
⑤ 常：同『裳』，《說文·巾部》：『常，下裙也。』
⑥ 兩：原誤作『内』，據《太素》、《甲乙·卷七·第一（上）》改。

畏綿帛近①，不可近身，又不可近席。腠理閉塞，則汗不出，舌焦脣槁腊乾嗌燥，飲食不讓美惡。

黄帝曰：善。取之奈何？

岐伯曰：取②之於其天府、大杼三痏，又刺中膂以去其熱，補足手太陰以去其汗，熱去汗稀，疾於徹衣。

黄帝曰：善。

黄帝曰：《刺節》言解惑，夫子乃言盡知調陰陽，補寫有餘不足，相傾移也，惑何以解之？

岐伯曰：大風在身，血脉偏虚，虚者不足，實者有餘，輕重不得，傾側宛伏，不知東西，不知南北，乍上乍下，乍反乍覆，顛倒無常，甚於迷惑。

黄帝曰：善。取之奈何？

岐伯曰：寫其有餘，補其不足，陰陽平復。用鍼若此，疾於解惑。

黄帝曰：善。請藏之靈蘭之室，不敢妄出也。

黄帝曰：余聞刺有五邪，何謂五邪？

岐伯曰：病有持癰者，有容大者，有狹小者，有熱者，有寒者，是謂五邪。

黄帝曰：刺五邪奈何？

岐伯曰：凡刺五邪之方，不過五章，痺熱消滅，腫聚散亡，寒痺益温，小者益陽，大者必去，請道

① 近：據文義，此字涉下而衍。
② 取：原誤作『或』，據《太素》、《甲乙》改。

其方。

凡刺癰邪無迎隴①，易俗移性不得膿，脆道②更行去其鄉，不安處所乃散亡。諸陰陽過癰者，取之其輸寫之。

凡刺大邪曰③以小，泄奪其有餘乃益虛，剽其通④，鍼于其邪肌肉親⑤，視之毋有反其真。刺諸陽分肉間。

凡刺小邪曰以大，補其不足乃無害，視其所在迎之界，遠近盡至不得外⑥，侵而行之乃自費。刺分肉間。

凡刺熱邪越而蒼⑦，出遊不歸乃無病，爲開道乎辟門戶⑧，使邪得出病乃已。

凡刺寒邪曰以温，徐往徐來致其神。門戶已閉氣不分，虛實得調真氣存⑨。

黄帝曰：官鍼奈何？

歧伯曰：刺癰者用鈹鍼，刺大者用鋒鍼，刺小者用員利鍼，刺熱者用鑱鍼，刺寒者用毫鍼也。

---

① 隴：通「隆」，隆盛之義。按，此下五段之前四句皆七言韻文，據劉衡如先生考證，凡字數不合者或爲衍誤，或爲後人沾注。詳後注。
② 脆道：當據《太素·卷二十二·五邪刺》改作「詭道」。《甲乙》作「越道」，亦通。
③ 曰：原誤作「日」，據《甲乙》改。下文二「曰」字同。
④ 泄奪其有餘乃益虛，剽其通：此十一字多誤。上「其」字爲衍文；「乃益虛」系後人沾注；「通」爲「道」訛。全句應作「泄奪有餘剽其道」。按，《説文》：「剽，砭刺也。」
⑤ 鍼于其邪肌肉親：原脫「于」字，據《太素》補。
⑥ 遠近盡至不得外：「至」下原有「其」字，據《甲乙》、《太素》删。
⑦ 蒼：與「滄」通。《甲乙》、《太素》並作「滄」。
⑧ 爲開道乎辟門戶：原作「爲開通辟門戶」，「通」爲「道」形誤，脫「乎」字。據《太素》、《甲乙》改補。
⑨ 虛實得調真氣存：原書「真」作「其」；句末衍「也」字。據《甲乙》、《太素》改删。

請言解論，與天地相應，與四時相副，人參天地，故可爲解。下有漸洳，上生葦蒲，此所以知形氣之多少也。陰陽者，寒暑也，熱則滋雨而在上，根荄少汁，人氣在外，皮膚緩，腠理開，血氣減，汗①大泄，皮②淖澤。寒則地凍水冰，人氣在中，皮膚緻，腠理閉，汗不出，血氣强，肉堅濇。當是之時，善行水者不能往冰，善穿地者不能鑿凍，善用鍼者亦不能取四厥。血脉凝結，堅搏③不往來者，亦未可即柔。故行水者必待天温冰釋，穿地者必待④凍解，而水可行，地可穿也。人脉猶是也，治厥者，必先熨，調和其經，掌與腋，肘與脚，項與脊以調之，火氣已通，血脉乃行，然後視其病，脉淖澤者刺而平之，堅緊者破而散之，氣下乃止。此所謂以解結者也。

用鍼之類，在於調氣。氣積於胃，以通營衛，各行其道。宗氣留於海，其下者注於氣街，其上者走於息道。故厥在於足，宗氣不下，脉中之血凝而留止，弗之火調，弗能取之。用鍼者，必先察其經絡之實虚，切而循之，按而彈之，視其應動者，乃後取之而下之。六經調者，謂之不病，雖病，謂之自已也。一經上實下虚而不通者，此必有横絡盛加於大經，令之不通。視而寫之，此所謂解結也。

上寒下熱，先刺其項太陽，久留之，已刺則熨項與肩胛，令熱下合乃止，此所謂推而上之者也。上熱下寒，視其虚脉而陷之於經絡者取之，氣下乃止，此所謂引而下之者也。

大熱偏身，狂而妄見、妄聞、妄言，視足陽明及大絡取之，虚者補之，血而實者寫之。因其偃卧，

---

① 汗：原誤作『汁』，據明刊本改。
② 皮：《太素》作『肉』。
③ 搏：原作『摶』，據古林堂本、明刊本及《太素》改。
④ 穿地者必待：此五字原脱，據《甲乙·卷五·第二》補，與上文『善穿地者不能鑿凍』合。

居其頭前，以兩手四指挾按頸動脉，久持之，卷而切推，下至缺盆中，而復上①如前，熱去乃止。此所謂推而散之者也。

黄帝曰：有一脉生數十病者，或痛，或癰，或熱，或寒，或痒，或痺，或不仁，變化無窮，其故何也？

歧伯曰：此皆邪氣之所生也。

黄帝曰：余聞氣者，有真氣，有正氣，有邪氣。何謂真氣？

歧伯曰：真氣者，所受於天，與穀氣并而充身也。正氣者，正風也，從一方來，非實風，又非虚風也。邪氣者，虚風之賊傷人也，其中人也深，不能自去。正風者，其中人也淺，合而自去，其氣來柔弱，不能勝真氣，故自去。

虚邪之中人也，洒淅動形，起毫毛而發腠理。其入深，内搏於骨②，則爲骨痺；搏於筋，則爲筋攣；搏於脉中，則爲血閉，不通則爲癰；搏於肉，與衛氣相搏③，陽勝者則爲熱，陰勝者則爲寒，寒則真氣去，去則虚，虚則寒；搏於皮膚之間，其氣外發，腠理開，毫毛摇，氣往來行則爲痒，留而不去則痺，衛氣不行則爲不仁。

虚邪偏客④於身半，其入深，内居榮衛，榮衛稍衰則真氣去，邪氣獨留，發爲偏枯；其邪氣淺者，脉偏痛。

① 上：原誤作『止』，據明鈔本《甲乙·卷七·第二》、《太素》改。
② 搏於骨：『搏』，原誤作『摶』，據古林堂本改，與下文四『搏』字合。
③ 搏：當據明刊本作『摶』。《甲乙》、《太素》均作『薄』。
④ 偏客：原作『偏容』，據《甲乙·卷十·第二（下）》改。

虛邪之入於身也深，寒與熱相搏，久留而内著，寒勝其熱則骨疼肉枯；熱勝其寒則爛肉腐肌爲膿，内傷骨，内傷骨爲骨蝕。有所疾前筋，筋屈不得伸，邪氣居其間而不反，發於筋溜①。有所結，氣歸之，衛氣留之不得反，津液久留，合而爲腸溜，久者數歲乃成，以手按之柔。有所結②，氣歸之，津液留之，邪氣中之，凝結日以易甚③，連以聚居，爲昔瘤，以手按之堅。有所結，深中骨，氣因於骨，骨與氣并，日以益大，則爲骨疽。有所結，中於肉，宗氣歸之，邪留而不去，有熱則化而爲膿，無熱則爲肉疽。凡此數氣者，其發無常處，而有常名也。

餉音噎　竅④　腊思亦切　剽其匹妙切　漸洳上音替，下音如，草根相牽引貌

衛氣行第七十六

黃帝問於岐伯曰⑤：願聞衛氣之行，出入之合何如？

岐伯⑥曰：歲有十二月，日有十二辰，子午爲經，卯酉爲緯，天周二十八宿，而一面七星，四七二

① 發於筋溜：「於」，當據明刊本改作「爲」。又，「溜」與「瘤」通，《甲乙》作「發爲筋瘤」。
② 有所結：此上原衍「已」字，據《甲乙・卷十一・第九（下）》刪，與前後四處「有所結」合。
③ 易甚：據下文「日以益大」，「易」爲「益」誤。
④ 竅：此字刻誤，且脫釋音。當據古林堂本改作「窮詘」，並補小字「下音屈」。
⑤ 黃帝問於岐伯曰：《太素・卷十二・衛五十周》作「伯高」，疑底本誤。
⑥ 岐伯：明刊本及《太素》作「伯高」，與下文黃帝、伯高繼續問答合。

十八星。房昴爲緯，虚張爲經，是故房至畢爲陽，昴至心①爲陰。陽主晝，陰主夜，故衛氣之行，一日一夜五十周於身，晝日行於陽二十五周，夜行於陰二十五周，周於五藏②。

是故平旦陰盡，陽氣出於目，目張則氣上行於頭，循項下足太陽，循背下至小指之端。其散者，別于目鋭眥，下手太陽，下至手小指之端③外側。其散者，別於目鋭眥，下足少陽，注小指次指之間。以上循手少陽之分，側下至小指之間④。別者以上至耳前，合於頷脉，注足陽明，以下行至跗上，入五指之間。其散者，從耳下下手陽明，入大指之間，入掌中。其至於足也，入足心，出内踝下，行陰分，復合於目，故爲一周。

是故日行一舍，人氣行一周於身⑤與十分身之八。日行二舍，人氣行三周⑥於身與十分身之六。日行三舍，人氣行於身五周與十分身之四。日行四舍，人氣行於身七周與十分身之二。日行五舍，人氣行於身九周。日行六舍，人氣行於身十周與十分身之八。日行七舍，人氣行於身十二周在身與十分身之六。日行十四舍，人氣二十五周於身有奇分與十分身之四⑦，陽盡於陰，陰受氣矣。其始入於陰，常從足少陰注於腎，腎注於心，心注於肺，肺注于肝，肝注于脾，脾復注于腎爲周。是故夜行一舍，人氣行

① 心：古林堂本、明刊本及《太素・卷十二・衛五十周》皆作「尾」。
② 藏：原誤作「歲」，據《甲乙・卷一・第九》、《太素》改。
③ 端：原誤作「間」，據《太素》改。
④ 側下至小指之間：《太素》作「下至小指次指之間」，義勝。
⑤ 於身：原脱，據《甲乙》、《太素》補。
⑥ 三周：原誤作「二周」，據《甲乙》、《太素》改。
⑦ 身之四：「四」當作「二」。《太素》楊上善注：「人氣晝日行陽，二十五周於身有奇分十分身之二，言「四」誤也。」

於陰藏一周與十分藏之八，亦如陽行之二十五周，而復合于目。陰陽一日一夜，合有奇分十分身之四①與十分藏之二，是故人之所以臥起之時有早晏者，奇分不盡故也。

黄帝曰：衛氣之在於身也，上下往來不以期，候氣而刺之奈何？

伯高曰：分有多少，日有長短，春秋冬夏，各有分理，然後常以平旦爲紀，以夜盡爲始。是故一日一夜，水下百刻。二十五刻者，半日之度也。常如是毋已，日入而止，隨日之長短，各以爲紀而刺之。謹候其時，病可與期。失時反候者，百病不治。故曰：刺實者，刺其來也。刺虚者，刺其去也。此言氣存亡之時，以候虚實而刺之。是故謹候氣之所在而刺之，是謂逢時。病②在於三陽，必候其氣在於陽而刺之。病在於三陰，必候其氣在陰分而刺之。

水下一刻，人氣在太陽。水下二刻，人氣在少陽。水下三刻，人氣在陽明。水下四刻，人氣在陰分。水下五刻，人氣在太陽。水下六刻，人氣在少陽。水下七刻，人氣在陽明。水下八刻，人氣在陰分。水下九刻，人氣在太陽。水下十刻，人氣在少陽。水下十一刻，人氣在陽明。水下十二刻，人氣在陰分。水下十三刻，人氣在太陽。水下十四刻，人氣在少陽。水下十五刻，人氣在陽明。水下十六刻，人氣在陰分。水下十七刻，人氣在太陽。水下十八刻，人氣在少陽。水下十九刻，人氣在陽明。水下二十刻，人氣在陰分。水下二十一刻，人氣在太陽。水下二十二刻，人氣在少陽。水下二十三刻，人氣在陽明。水下二十四刻，人氣在陰分。水下二十五刻，人氣在太陽。此半日③之度也。從房至畢一十四舍，

①　十分身之四：當據《太素》改作『十分身之二』。
②　病：原脱。據《甲乙》補，與下文『病在於三陰』合。
③　半日：原誤作『半月』，據古林堂本、明刊本改，與《太素》、《甲乙》合。

水下五十刻，日行半度①。從昴至心亦十四度，水下五十刻，終日之度也②。廻③行一舍，水下三刻與七分刻之四。大要曰，常以日之加於宿上也，則知④人氣在太陽。是故日行一舍，人氣行三陽行⑤與陰分，常如是無已，天與地⑥同紀，紛紛盼盼，終而復始，一日一夜水下百刻而盡矣。

盼盼 按《太素音義》云：普巴切

九宮八風第七十七

正邪實虛風八合

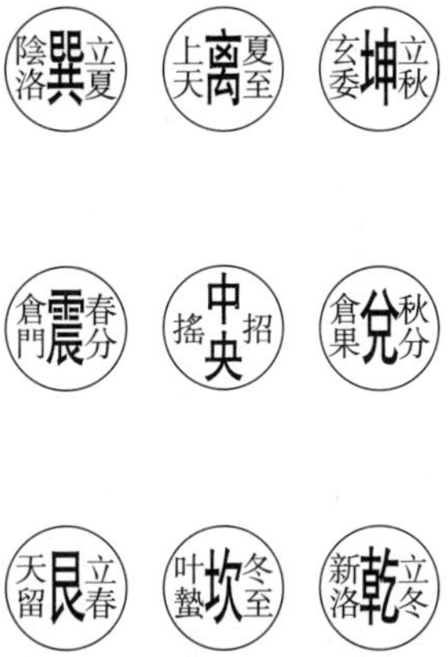

① 日行半度：《甲乙》作『半日之度也』。
② 從昴至心……終日之度也：此十八字原脫，據《甲乙》、《素問·八正神明論》王冰注補，與篇首『房至畢爲陽，昴至心爲陽』合。
③ 廻：《甲乙》、《素問·八正神明論》王冰注作『日』。
④ 則知：原脫，據《甲乙》、《素問·八正神明論》王冰注補。
⑤ 人氣行三陽行：疑下『行』字衍。《甲乙》、《太素》作『人氣行三陽』。
⑥ 天與地：《太素》、《甲乙》作『與天地』，本書誤。

立秋二玄委西南方　秋分七倉果西方　立冬六新洛西北方

夏至九上天南方　招摇中央　冬至一叶蟄北方

立夏四陰洛東南方　春分三倉門東方　立春八天留東北方

太一常以冬至之日，居叶蟄之宫四十六日，明日居天留四十六日，明日居倉門四十六日，明日居陰洛四十五日，明日居天宫四十六日，明日居玄委四十六日，明日居倉果四十六日，明日居新洛四十五日，明日復居叶蟄之宫，曰冬至矣。

太一日遊，以冬至之日，居叶蟄之宫，數所在，日徙①一處，至九日復反於一，常如是無已，終而復始。

太一移日，天必應之以風雨，以其日風雨則吉，歲美民安少病矣。先之則多雨，後之則多旱②。太一在冬至之日有變，占在君。太一在春分之日有變，占在相。太一在中宫之日有變，占在吏。太一在秋分之日有變，占在將。太一在夏至之日有變，占在百姓。所謂有變者，太一居五宫之日，疾③風折樹木，揚沙石，各以其所主占貴賤。因視風所從來而占之，風從其所居之鄉來爲實風，主生，長養萬物。從其衝後來爲虚風，傷人者也，主殺主害者，謹候虚風而避之。故聖人日避虚邪之道，如避矢石然，邪弗能害，此之謂也。是故太一入徙，立於中宫，乃朝八風，以占吉凶也。

---

①徙：原誤作『從』，據《銅人·卷三·鍼灸避忌太一之圖序》改。
②旱：原誤作『汗』，據《太素·卷二十八·九宫八風》改。
③疾：原誤作『病』，據《太素》改。

風從南方來，名曰大弱風。其傷人也，内舍於心，外在於脉，其氣主爲熱①。
風從西南方來，名曰謀風。其傷人也，内舍於脾，外在於肌，其氣主爲弱。
風從西方來，名曰剛風。其傷人也，内舍於肺，外在於皮膚，其氣主爲燥。
風從西北方來，名曰折風。其傷人也，内舍於小腸，外在於手太陽脉，脉絶則溢，脉閉則結不通，善暴死。
風從北方來，名曰大剛風。其傷人也，内舍於腎，外在於骨與肩背之膂筋，其氣主爲寒也。
風從東北方來，名曰凶風。其傷人也，内舍於大腸，外在於兩脇腋骨下及肢節。
風從東方來，名曰嬰兒風。其傷人也，内舍於肝，外在於筋紐，其氣主爲身濕。
風從東南方來，名曰弱風。其傷人也，内舍於胃，外在肌肉，其氣主體重。
此八風皆從其虚之鄉來，乃能病人。三虚相摶，則爲暴病卒死。兩實一虚，病則爲淋露寒熱。犯其雨濕之地，則爲痿。故聖人避風，如避矢石焉。其有三虚而偏中於邪風，則爲擊仆偏枯矣。

黄帝内經靈樞卷之十一

① 其氣主爲熱：原脱「其」、「爲」二字，據《甲乙·卷六·第一》、《太素》補。

黄帝内經靈樞卷之十二

九鍼論第七十八

黄帝曰：余聞九鍼於夫子，衆多博大矣，余猶不能寤。敢問九鍼焉生？何因而有名？

岐伯曰：九鍼者，天地之大數也，始於一而終于九。故曰：一以法天，二以法地，三以法人，四以法時，五以法音，六以法律，七以法星，八以法風，九以法野。

黄帝曰：以鍼應九之數奈何？

岐伯曰：夫聖人之起天地之數也，一而九之，故以立九野。九而九之，九九八十一，以起黄鍾數焉，以鍼應數也。

一者天也，天者陽也。五藏之應天者肺，肺者五藏六府之蓋也。皮者肺之合也，人之陽也。故爲之治鍼，必以大其頭而鋭其末，令無得深入而陽氣出。

二者地也，地者土也①。人之所以應土者肉也，故爲之治鍼，必筩其身而員其末，令無得傷肉分，傷則氣得竭。

三者人也。人之所以成生者血脉也，故爲之治鍼，必大其身而員其末，令可以按脉勿陷，以致其

① 地者土也：此四字原脱，據《太素・卷二十一・九鍼所象》、《甲乙・卷五・第二》補。

氣，令邪氣獨出。

四者時也。時者四時八風之客於經絡之中，爲痼①病者也。故爲之治鍼，必筩其身而鋒其末，令可以寫熱出血，而痼病竭。

五者音也。音者冬夏之分，分於子午，陰與陽別，寒與熱爭，兩氣相摶②，合爲癰膿者也。故爲之治鍼，必令其末如劍鋒，可以取大膿。

六者律也。律者調陰陽四時而合十二經脉，虚邪客於經絡而爲暴痺者也。故爲之治鍼，必令尖如氂，且員且鋭，中身微大，以取暴氣。

七者星也。星者人之七竅，邪之所客於經而爲痛痺，舍于經絡者也。故爲之治鍼，令尖如蚊䖟喙，靜以徐往，微以久留，正氣因之，真邪俱往，出鍼而養者也。

八者風也。風者，人之股肱八節也，八正之虚風。八風傷人，内舍於骨解腰脊節腠理③之間，爲深痺也。故爲之治鍼，必長其身，鋒其末，可以取深邪遠痺。

九者野也。野者，人之節解皮膚之間也。淫邪流溢於身，如風水之狀，而溜不能過於機關大節者也。故爲之治鍼，令尖如梃，其鋒微員，以取大氣之不能過於關節者也。

黄帝曰：鍼之長短有數乎？

---

① 痼：原誤作『瘤』，據《甲乙》、《太素》改。
② 摶：當據明刊本作『搏』。《甲乙》、《太素》均作『薄』。
③ 節腠理：《甲乙》、《太素》無『理』字，當系衍文。

岐伯曰：一曰鑱鍼者，取法於巾鍼，去末半寸①卒鋭之，長一寸六分。主熱在頭身也。二曰員鍼，取法於絮鍼，筩其身而卵其鋒②，長一寸六分。主治分間氣。三曰鍉鍼，取法於黍粟之鋭，長三寸半。主按脉取氣，令邪出。四曰鋒鍼，取法於絮鍼，筩其身，鋒其末，長一寸六分。主癰熱出血。五曰鈹鍼，取法於劍鋒，廣二分半，長四寸。主大癰膿，兩熱爭者也。六曰員利鍼，取法於氂鍼，微大其末，反小其身，令可深内也，長一寸六分。主取癰痹者也。七曰毫鍼，取法於毫毛，長一寸六分。主寒熱③痛痹在絡④者也。八曰長鍼，取法於綦鍼，長七寸。主取深邪遠痹者也。九曰大鍼，取法於鋒鍼，其鋒微員，長四寸。主取大氣不出關節者也。鍼形畢矣，此九鍼大小長短法也。

黃帝曰：願聞身形應九野奈何？

岐伯曰：請言身形之應九野也。左足應立春，其日戊寅己丑；左脇應春分，其日乙卯；左手⑤應立夏，其日戊辰己巳；膺喉首頭應夏至，其日丙午；右手應立秋，其日戊申己未；右脇應秋分，其日辛酉；右足應立冬，其日戊戌己亥；腰尻下竅應冬至，其日壬子；六府膈下三藏應中州，其大禁，大禁太

---

① 半寸：原作「寸半」，據《甲乙》、《太素》乙正。
② 卵其鋒：「卵」，原誤作「卯」，據明刊本改，與《甲乙》、《太素》合。
③ 主寒熱：據本書《刺節真邪》篇「刺寒者用毫鍼」，「熱」字疑衍，《太素》無「熱」字。
④ 絡：底本不誤。人衛影印趙府本作「終」，當爲描改之誤。
⑤ 手：原誤作「毛」，據文成堂本改。

一所在之日及諸戊己。凡此九者，善候八正所在之處，所主左右上下身體有癰腫者，欲治之，無以其所直之日潰治之，是謂天忌日也。

形樂志苦，病生於脉，治之以灸刺。形苦志樂，病生於筋，治之以熨引。形樂志樂，病生於肉，治之以鍼石。形苦志苦，病生於咽喝，治之以甘藥。形數驚恐，筋脉不通，病生於不仁，治之以按摩醪藥。是謂形。

五藏氣：心主噫，肺主欬，肝主語，脾主呑，腎主欠。

六府氣：膽爲怒，胃爲氣逆噦，大腸小腸爲泄，膀胱不約爲遺溺，下焦溢爲水。

五味：酸入肝，辛入肺，苦入心，甘入脾，鹹入腎，淡入胃。是謂五味。

五并：精氣并肝則憂，并心則喜，并肺則悲，并腎則恐，并脾則畏，是謂五精之氣并於藏也。

五惡：肝惡風，心惡熱，肺惡寒，腎惡燥，脾惡濕，此五藏氣所惡也。

五液：心主汗，肝主泣①，肺主涕，腎主唾，脾主涎，此五液所出也。

五勞：久視傷血，久臥傷氣，久坐傷肉，久立傷骨，久行傷筋，此五久勞所病也。

五走：酸走筋，辛走氣，苦走血，鹹走骨，甘走肉，是謂五走也。

五裁：病在筋，無食酸；病在氣，無食辛；病在骨，無食鹹；病在血，無食苦；病在肉，無食甘。口嗜而欲食之，不可多也，必自裁也，命曰五裁。

五發：陰病發於骨，陽病發於血，以味發於氣②，陽病發於冬，陰病發於夏。

---

① 泣：《太素·卷六·藏府氣液》作『淚』。
② 以味發於氣：《太素·卷二十七·邪傳》『味』下有『病』字。

五邪：邪入於陽則爲狂；邪入於陰則爲血痺；邪入於陽，轉則爲癲疾①；邪入於陰，轉則爲瘖②；陽入之於陰，病靜；陰出之於陽，病喜怒。

五藏：心藏神，肺藏魄，肝藏魂，脾藏意，腎藏精志也。

五主：心主脉，肺主皮，肝主筋，脾主肌，腎主骨。

陽明多血多氣，太陽多血少氣，少陽多氣少血，太陰多血少氣，厥陰多血少氣，少陰多氣少血。故曰：刺陽明出血氣，刺太陽出血惡氣，刺少陽出氣惡血，刺太陰出血惡氣，刺厥陰出血惡氣，刺少陰出氣惡血也。

足陽明、太陰爲表裏，少陽、厥陰爲表裏，太陽、少陰爲表裏，是謂足之陰陽也。手陽明、太陰爲表裏，少陽、心主爲表裏，太陽、少陰爲表裏，是謂手之陰陽也。

箭音同　鍉針音低　巾針一本作布針　五走五湊　五裁《素問》作五禁

歲露論第七十九

黄帝問於歧伯曰：經言夏日傷暑，秋病瘧，瘧之發以時，其故何也？

歧伯對曰：邪客於風府，病循膂而下，衛氣一日一夜，常大會於風府，其明日，日下一節，故其日

① 轉則爲癲疾：《素問·宣明五氣篇》作『搏陽則爲巔疾』。

② 轉則爲瘖：《素問》作『搏陰則爲瘖』。

作晏。此其先客於脊背也，故每至於風府則腠理開，腠理開則邪氣入，邪氣入則病作，此所以日作尚晏也。衛氣之行風府，日下一節，二十一日下至尾底，二十二日入脊内，注於伏衝之脉，其行九日，出於缺盆之中，其氣上行，故其病稍益。至其内摶①於五藏，横連募原，其道遠，其氣深，其行遲，不能日作，故次日乃稸積而作焉。

黃帝曰：衛氣每至於風府，腠理乃發，發則邪入焉。其衛氣日下一節，則不當風府，奈何？

岐伯曰：風府無常，衛氣之所應，必開其腠理，氣之所舍節②，則其府也。

黃帝曰：善。夫風之與瘧也，相與同類，而風常在，而瘧特以時休，何也？

岐伯曰：風氣留其處，瘧氣隨經絡沈以内摶③，故衛氣應乃作也。

帝曰：善。

黃帝問於少師曰：余聞四時八風之中人也，故有寒暑，寒則皮膚急而腠理閉，暑則皮膚緩而腠理開，賊風邪氣因得以入乎？將必須八正虚邪，乃能傷人乎？

少師答曰：不然。賊風邪氣之中人也，不得以時，然必因其開也，其入深，其内極以疾④，其病人也卒暴；因其閉也，其入淺以留，其病也徐以遲。

黃帝曰：有寒温和適，腠理不開，然有卒病者，其故何也？

---

① 摶：《甲乙·卷七·第五》、《太素·卷二十五·瘧解》作「薄」。
② 氣之所舍節：《太素》無「節」字。
③ 摶：當據明刊本作「搏」。《甲乙》此句作「次以内傳」。《素問》作「沉而内薄」。《太素》作「薄」。
④ 其内極以疾：原作「其内極病」，據《甲乙·卷六·第一》、《太素·三虚三實》改，與下文「其入淺以留」合。

少師答曰：帝弗知邪入乎？雖平居，其腠理開閉緩急，其故常有時也。
黄帝曰：可得聞乎？
少師曰：人與天地相參也，與日月相應也。故月滿則海水西盛，人血氣積，肌肉充，皮膚緻，毛髮堅，腠理郄，煙垢著。當是之時，雖遇賊風，其入淺不深。至其月郭空，則海水東盛，人氣血虚，其衛氣去，形獨居，肌肉減，皮膚縱，腠理開，毛髮殘，膲理薄，煙垢落。當是之時，遇賊風則其入深，其病人也卒暴。
黄帝曰：其有卒然暴死暴病者，何也？
少師答曰：得三虚者①，其死暴疾也。得三實者，邪不能傷人也。
黄帝曰：願聞三虚。
少師曰：乘年之衰，逢月之空，失時之和，因爲賊風所傷，是謂三虚。故論不知三虚，工反爲粗。
帝曰：願聞三實。
少師曰：逢年之盛，遇月之滿，得時之和，雖有賊風邪氣，不能危之也。
黄帝曰：善乎哉論，明乎哉道。請藏之金匱，命曰三實，然此一夫之論也。
黄帝曰：願聞歲之所以皆同病者，何因而然？
少師曰：此八正之候也。
黄帝曰：候之奈何？
少師曰：候此者，常以冬至之日，太一立於叶蟄之宫，其至也，天必應之以風雨者矣。風雨從南方

① 得三虚者：原脱「得」字，據《太素》、《甲乙》補，與下文「得三實者」合。

來者，爲虚風，賊傷人者也。其以夜半至也①，萬民皆臥而弗犯也，故其歲民少②病；其以晝至者，萬民懈惰而皆中於虚風，故萬民多病。虚邪入客於骨而不發於外，至其立春，陽氣大發，腠理開，因立春之日風從西方來，萬民又皆中於虚風，此兩邪相摶③，經氣結代者矣。故諸逢其風而遇其雨者，命曰遇歲露焉。因歲之和，而少賊風者，民少病而少死。歲多賊風邪氣，寒温不和，則民多病而死④矣。

黄帝曰：虚邪之風，其所傷貴賤何如？候之奈何？

少師答曰：正月朔日，太一居天留之宫，其日西北風，不雨，人多死矣。正月朔日，平旦北風，春，民多死。正月朔日，平旦北風行，民病死⑤者，十有三也。正月朔日，日中北風，夏，民多死。正月朔日，夕時北風，秋，民多死。終日北風，大病死者十有六。正月朔日，風從南方來，命曰旱鄉。從西方來，命曰白骨，將國有殃，人多死亡。正月朔日，風從東方來，發屋揚沙石，國有大災也。正月朔日，風從東南方行，春有死亡。正月朔日⑥，天利温⑦不風，糴賤，民不病；天寒而風，糴貴，民多病。此所謂候歲之風，殘傷人者也。二月丑不風，民多心腹病。三月戌不温，民多寒熱。四月巳不暑，民多癉病。十月申不寒，民多暴死。諸所謂風者，皆發屋，折樹木，揚沙石，起毫毛，發腠理者也。

---

① 也：《太素·卷二十八·八正風候》、《甲乙》作『者』。
② 少：原作『小』，據《太素》、《甲乙》改。
③ 摶：當據明刊本作『搏』。《太素》作『薄』。
④ 死：《太素》作『多死』。
⑤ 死：原誤作『多』，據明刊本改，與《太素》合。
⑥ 正月朔日：原脱『日』字，據《太素》補，與上文合。
⑦ 天利温：當據明刊本改作『天和温』。

理

郄乞逆切

大惑論第八十

黄帝問於岐伯曰：余嘗上於清泠之臺，中階而顧，匍匐而前則惑。余私異之，竊内怪之，獨瞑獨視，安心定氣，久而不解。獨轉①獨眩，披髮長跪，俛而視之，後久之不已也。卒然自止②，何氣使然？

岐伯對曰：五藏六府之精氣，皆上注於目而爲之精。精之窠爲眼，骨之精爲瞳子，筋之精爲黑眼，血之精爲絡，其窠氣之精爲白眼，肌肉之精爲約束，裹擷筋骨血氣之精而與脉并爲系，上屬於腦，後出於項中。故邪中於項，因逢其身之虚，其入深，則隨眼系以入於腦，入於腦則腦轉，腦轉則引目系急，目系急則目眩以轉矣。邪中其精③，其精所中不相比也則精散，精散則視歧，視歧見兩物。目者，五藏六府之精也，營衛魂魄之所常營也，神氣之所生也。故神勞則魂魄散，志意亂，是故瞳子黑眼法於陰，白眼赤脉法於陽也。故陰陽合傳④而精明也。目者，心之⑤使也。心者，神之舍也。故神分精亂⑥而

① 轉：原作「博」，形誤。據《太素·卷二十七·七邪》、《甲乙·卷十二·第四》改。
② 止：原作「上」，據《太素》、《甲乙》改。
③ 邪中其精：原脱「中」字，據《太素》、《甲乙》補。
④ 傳：《甲乙》作「揣」，與「摶」通。劉衡如先生曰：「意者初本爲「摶」，音義通「團」。」《太素》作「轉」，楊上善注曰：「此之陰陽四精和合，通傳於氣。」則楊氏訓作「傳」。
⑤ 之：原脱，據《甲乙》、《太素》補。
⑥ 神分精亂：原脱「分」字，據篇末音釋補，與《甲乙》、《太素》合。

不轉①，卒然見非常之②處，精神魂魄，散不相得，故曰惑也。

黃帝曰：余疑其然。余每之東苑，未曾不惑，去之則復，余唯獨爲東苑勞神乎？何其異也！

岐伯曰：不然也。心有所喜，神有所惡，卒然相惑③則精氣亂，視誤故惑，神移乃復。是故間者爲迷，甚者爲惑。

黃帝曰：人之善忘者，何氣使然？

岐伯曰：上氣不足，下氣有餘，腸胃實而心肺虛，虛則營衛留於下，久之不以時上，故善忘也。

黃帝曰：人之善饑而不嗜食者，何氣使然？

岐伯曰：精氣并於脾，熱氣留於胃，胃熱則消穀，穀消故善饑。胃氣逆上則胃脘寒，故不嗜食也。

黃帝曰：病而不得臥者，何氣使然？

岐伯曰：衛氣不得入於陰，常留於陽，留於陽則陽氣滿，陽氣滿則陽蹻盛，不得入於陰則陰氣虛，故目不瞑矣。

黃帝曰：病目而不得視者，何氣使然？

岐伯曰：衛氣留於陰，不得行於陽，留於陰則陰氣盛，陰氣盛則陰蹻滿；不得入於陽則陽氣虛，故目閉也。

黃帝曰：人之多臥者，何氣使然？

---

① 轉：《甲乙》作：「揣。一作「轉」。」《太素》作「傳」。
② 之：原脫，據《甲乙》、《太素》補。
③ 惑：當據明刊本、《太素》改作「感」。

岐伯曰：此人腸胃大而皮膚濇①，而分肉不解焉。腸胃大則衛氣留久，皮膚濇則分肉不解，其行遲。夫衛氣者，晝日常行於陽，夜行於陰，故陽氣盡則卧，陰氣盡則寤。故腸胃大則衛氣行留久；皮膚濇，分肉不解，則行遲。留於陰也久，其氣不精②則欲瞑，故多卧矣。其腸胃小，皮膚滑以緩，分肉解利，衛氣之留於陽也久，故少瞑焉。

黄帝曰：其非常經也。卒然多卧者，何氣使然？

岐伯曰：邪氣留於上膲，上膲閉而不通，已食若飲湯，衛氣留久於陰而不行，故卒然多卧焉。

黄帝曰：善。治此諸邪奈何？

岐伯曰：先其藏府，誅其小過，後調其氣，盛者寫之，虚者補之。必先明知其形志之苦樂，定乃取之。

癰疽第八十一

裹擷奚结切　神分方文切

黄帝曰：余聞腸胃受穀，上焦出氣，以温分肉而養骨節，通腠理；中焦出氣如露，上注谿谷而滲

①濇：原作『濕』，據《甲乙·卷十二·第四》、《太素》改，與下文『皮膚滑』互文。下文『濇』字同。

②精：原作『清』，據古林堂本、明刊本改，與《太素》合。

孫脉，津液和調，變化而赤爲血，血和則孫脉先滿溢，乃注於絡脉，絡脉①皆盈，乃注於經脉。陰陽已張，因息乃行，行有經紀，周有道理，與天合同，不得休止。切而調之，從虚去實，寫②則不足，疾則氣減，留則先後。從實③去虚，補則有餘，血氣已調，形氣乃持。余已知血氣之平與不平，未知癰疽之所從生，成敗之時，死生之期，或④有遠近，何以度之？可得聞乎？

岐伯曰：經脉留行不止，與天同度，與地合紀。故天宿失度，日月薄蝕；地經失紀，水道流溢，草萓⑤不成，五穀不殖，徑路不通，民不往來，巷聚邑居，則别離異處。血氣猶然，請言其故。夫血脉營衛，周流不休，上應星宿，下應經數。寒邪客於經絡之中則血泣，血泣則不通，不通則衛氣歸之，不得復反，故癰腫。寒氣化爲熱，熱勝則腐肉，肉腐則爲膿，膿不寫則爛筋，筋爛則傷骨，骨傷則髓消，不當骨空，不得泄寫，血枯空虚，則筋骨肌肉不相榮，經脉敗漏，薰於五藏，藏傷故死矣。

黄帝曰：願盡聞癰疽之形，與忌日⑥名。

岐伯曰：癰發於嗌中，名曰猛疽，猛疽不治，化爲膿，膿不寫，塞咽，半日死。其化爲膿者，寫則合⑦豕膏，冷食⑧，三日而已。

①絡脉：原脱，據《甲乙·卷十一·第九（上）》補。
②寫：人衛影印趙府本誤作「爲」，底本不誤。
③從實：原作「後虚」，據《太素·卷二十六·癰疽》、《甲乙·卷十一·第九（上）》改。
④或：原脱，據《甲乙》補。
⑤萓：本書《邪客》篇曰：「地有草蓂，人有毫毛。」
⑥日：原作「曰」，據《太素》改，與文義合。
⑦合：《太素》作「含」。
⑧冷食：《太素》作「毋冷食」；《千金翼方·卷二十三·第二》作「無食」。

發於頸，名曰天疽①。其癰大以赤黑，不急治則熱氣下入淵腋，前傷任脉，内薰肝肺，薰肝肺十餘日而死矣。

陽氣②大發，消腦留項，名曰腦爍。其色不樂，項痛而如刺以鍼，煩心者死，不可治。

發於肩及臑，名曰疵癰。其狀赤黑，急治之。此令人汗出至足，不害五藏。癰發四五日逞焫之。

發於腋下，赤堅者，名曰米疽。治之以砭石，欲細而長，踈砭之，塗以豕膏，六日已。勿裹之。其癰堅而不潰者，爲馬刀挾癭，急治之。

發於胸，名曰井疽。其狀如大豆，三四日起，不早治，下入腹，不治，七日死矣。

發於膺，名曰甘疽。色青，其狀如穀實菰蓏，常苦寒熱，急治之，去其寒熱。不急治③，十歲死④，死後出膿。

發於脇，名曰敗疵。敗疵者，女子之病也。灸⑤之其病大癰膿，治之⑥，其中乃有生肉，大如赤小豆。剉蔆翹草根各一升，以水一斗六升煮之，竭爲取三升，則强飲，厚衣坐于釜上，令汗出至足，已。

發於股脛，名曰股脛疽。其狀不甚變，而癰膿搏骨⑦，不急治，三十日死矣。

---

① 天疽：古林堂本、明刊本、《太素》、《甲乙·卷十一·第九（上）》作「夭疽」。
② 陽氣：原誤作「陽留」，據明刊本改，與《甲乙》、《太素》合。
③ 不急治：原脫。據《甲乙》補。
④ 十歲死：疑「歲」爲「日」誤。
⑤ 灸：《千金翼方·卷二十三·第二》、《外臺秘要·卷二十四·癰疽方》皆作「久」，義長。
⑥ 治之：《甲乙》此二字在下文「大如赤小豆」句下，疑本書誤。
⑦ 搏骨：疑「搏」爲「傳」誤。按，「傳」與「附」通。《病源·疽候》作「附骨」。又《甲乙·卷十一·第九（下）》作「癰膿内薄於骨。」則「薄」作「迫」解，本書「搏」與「薄」通。

發於尻，名曰鋭疽。其狀赤堅大，急治之。不治，三十日死矣。

發於股陰，名曰赤施。不急治，六十日死。在兩股之内，不治，十日而當死。

發於膝，名曰疵疽①。其狀大癰，色不變，寒熱如堅石，勿石，石之者死。須其柔，乃石之者，生。

諸癰疽之發於節而相應者，不可治也。發於陽者，百日死。發於陰者，三十日死。

發於脛，名曰兔齧。其狀赤至骨，急治之，不治害人也。

發於内踝，名曰走緩。其狀癰也，色不變，數石其輸而止其寒熱，不死。

發於足上下，名曰四淫。其狀大癰，不急治之②，百日死。

發於足傍，名曰厲癰。其狀不大，初如③小指發，急治之，去其黑者。不消輒益，不治，百日死。

發於足指，名脱癰。其狀赤黑，死不治；不赤黑，不死。不衰，急斬之，不則死矣。

黄帝曰：夫子言癰疽，何以别之？

岐伯曰：營衛④稽留於經脉之中，則血泣而不行，不行則衛氣從之而不通，壅遏而不得行，故熱。大熱不止，熱勝則肉腐，肉腐則爲膿，然不能陷骨髓，不爲燋枯，五藏不爲傷，故命曰癰。

黄帝曰：何謂疽？

---

① 疵疽：原作「疵癰」，與上文重。據《太素·卷二十六·癰疽》、《甲乙》改。
② 不急治之：原脱「不」字，據《甲乙》補。
③ 如：《甲乙》作「從」，疑本書誤。
④ 營衛：當據《甲乙》改作「營氣」，與下文「衛氣」互文。

岐伯曰：熱氣淳盛，下陷肌膚，筋髓枯，内連五藏，血氣竭，當其癰下，筋骨良肉皆無餘，故命曰疽。疽者，上之皮夭以堅，上①如牛領之皮；癰者，其皮上薄以澤。此其候也。

草萓魚飢切　血泣音澁　菰蓏古括樓字　臑奴到切，又音懦　菱翘力升切　不則上府九切　夭音幺，色不明也

黄帝内經靈樞卷之十二　終

① 上：《甲乙》作『狀』，義勝。

《醫道傳承叢書》跋*（鄧老談中醫）

現在要發揚中醫經典，就要加入到弘揚國學的大洪流中去，就是要順應時代的需要。中華民族的精神，廣泛存在于十三億人民心中，抓住這個去發揚它，必然會得到大家的響應。中醫經典要宣揚，必須有中醫臨床作爲後盾。中醫經典都是古代的語言，兩千多年前的，現在很多人沒有好好地學習《醫古文》，《醫古文》學習不好，就沒法理解中醫的經典。但更重要的是中醫臨床！沒有臨床療效，我們講得再好現在人也聽不進去，更不能讓人接受。

過去的一百年裏，民族虛無主義的影響很大，過去螺絲釘都叫洋釘，國内做不了。可現在我們中國可以載人航天，而且中醫已經應用到了航天事業上，例如北京中醫藥大學王綿之老就立了大功，爲宇航員調理身體，使他們大大減少太空反應，這就是對中醫最好的宣揚。

中醫是個寶，她兩千多年前的理論比二十一世紀還超前很多，可以説是『後現代』。比如我們的治未病理論，西醫就沒有啊，那所謂的預防醫學就只是預防針（疫苗）而已，只去考慮那些微生物，去殺病毒，不是以人爲本，是拆補零件的機械的生物醫學。我們是仁心仁術啊！是開發人的『生生之機』的辯證的人的醫學！這個理論就高得多。那醫院裏的ICU病房，全封閉的，空調還開得很猛，病人就遭殃了！只知道防病毒、細菌，燒傷的病人就讓你盡量地密封，結果越密封越糟糕，而中醫主

* 邱浩、王心遠、張勇根據鄧鐵濤老中醫二〇〇八年八月十日講話整理，經鄧老本人審閲。

張運用的外敷藥幾千年來療效非常好！但自近現代西醫占主導地位後就不被認可。相比而言，中醫很先進，治病因時、因地、因人制宜，這是中醫的優勢，這些是機械唯物論所不能理解的。

治未病是戰略，（對一般人而言）養生重于治病。（對醫生而言）有養生沒有治病也不行。我們治療就是把防線前移，而且前移很多。比西醫而言，免疫學最早是中醫發明的，人痘接種是免疫學的開端。醫學上很多領域都是我們中醫學領先世界而開端的呢！但是，西醫認死了，免疫學就是打預防針！血清治療也有過敏的，並非萬無一失。現在這個流感他們西醫就沒辦法免疫，病毒變異太多太快，沒法免疫！無論病毒怎麽變異，兩千多年來我們中醫都是辨證論治，效果很好。西醫沒辦法就只好抗病毒，所以是對抗醫學，人體當做戰場，病毒消滅了，人本身的正氣也被打得稀巴爛了。所以，中醫學還有很多思想需要發揚光大。這兩年『治未病』的思想被大家知道了，多次在世界大會上宣講。中醫落後嗎？要我説中醫很先進，是走得太快了，遠遠超出了現代人的理解範圍，大家只是看到模糊的背影，因爲是從後面看，現代人追不上中醫的境界，只能是遠遠地看，甚至根本就看不見，所以也沒法理解。現在，有人要把中醫理論西醫化，臨床簡單化，認爲是『中醫現代化』。背離中醫固有的理論，放棄幾千年來老祖宗代代相傳的有效經驗，就取得不了中醫應有的臨床療效，怎麽能説是發展中醫？

中醫的優勢就存在于《神農本草》、《黄帝内經》、《八十一難》、《傷寒卒病論》等中醫經典裏。讀經典就是把古代醫家理論的精華先拿到，學中醫首先要繼承好。例如：《黄帝内經》給我們講陰陽五行、臟腑經絡、人與天地相參等理論，《傷寒論》教我們怎麽辨證、分析病機和處方用藥，溫病學是中醫臨床適應需要、沿着《内經》《傷寒》進一步的發展。中醫臨床的發展促進了理論的不斷豐富，後世中醫要在這個基礎上發展。所以，我有幾句話：四大經典是根，各家學説是本，臨床實踐是生命綫，仁心仁術是醫之靈魂。

中醫文獻很重要，幾千年來的中醫經典也不限于四大經典，只是有些今天看不到了。從臨床的角度，後世的各家學説都是中醫經典的自然延續。傷寒派、溫病派……傷寒派一直在發展，不是停留在張仲景時代。歷史上，傷寒派中有『錯簡』的説法，其實是要把自己對醫學的理解塞進去，這也是一種發展。因爲臨床上出現的新問題越來越多，前代注家的理論不能指導臨床，所以要尋找新的理論突破。

中醫發展的關鍵要在臨床實踐中去發展。因爲臨床是醫學的生命綫！我們當年曾經遇到急性胰腺炎的患者用大承氣湯就治好了，胃穿孔的病人只用一味白芨粉就拿下。嬰兒破傷風，面如豬肝，孩子母親放下就走了，認爲死定了；我們用燈心草點火，一焦人中，孩子『哇』地哭出來了；孩子一哭，媽媽就回來了，孩子臉色也變過來了；再開中藥，以蟬蜕爲主，加上僵蠶等，就治好了。十三焦火，《幼科鐵鏡》就有，二版教材編在書裏，三版的删掉了。十三焦火，是用燈心草點火焦穴位，百會、印堂、人中、承漿……，民國初年廣東名醫著作簡化爲七個穴位。

還有，解放後五十年代，石家莊爆發的乙腦就是用白虎湯清陽明内熱拿下的。北京發病時，當時考慮濕重，不能簡單重複，蒲輔周加用了化濕藥，治愈率百分之九十以上。過了一年廣東流行，又不一樣了。我參加了兒童醫院會診工作，我的老師劉赤選帶西學中班學員去傳染病醫院會診。當時，廣東地區發的乙腦主要問題是伏濕，廣東那年先多雨潮濕、後來酷熱，患者病機濕遏熱伏。中醫治療關鍵在利濕透表，分消濕熱，濕去熱清，正氣自復。所以只要舌苔轉厚患者就死不了！這是伏濕由裏達表、胃氣來復之兆。廣東治療利濕透熱，治愈率又在百分之九十以上。我們中醫有很多好東西，現在重視還不夠。

我提倡要大溫課、拜名師。爲什麽要跟名師？名師臨床多年了，幾十年積累的豐富學術與經驗，半年就教給你了，爲什麽不跟？現在要多拜名師，老師們臨床多年了，經驗積累豐富，跟師學習起來就很快。讓中醫大夫們得到傳承，開始讀《内經》，可以先學針灸，學了針灸就可以立即去跟師臨床，老師點撥一下，自己親手取得療效之後就可以樹立强烈的信心，立志學習中醫。中醫思想建立起來、中醫理論鞏固了、中醫基本功紮實了，臨床才會有不斷提高的療效！之後有興趣可以學習些人體解剖等西醫的内容，中西彙通，必要時中西互補。但千萬别搞所謂的『中西結合』，中醫没水平，西醫半吊子，那就錯了。在人類文明幾千年發展過程中，中醫、西醫是互爲獨立的兩個體系，都在爲人類健康長壽服務。我不反對西醫，但中醫更人性化，『以人爲本』。現在也有好多西醫來學習中醫，把中醫運用到臨床，取得了很好的療效。我們年輕中醫值得深思啊！

大溫課就是要讀經典、背經典、反復體會經典，聯繫實踐，活學活用。我們這一代是通過學校教育、拜師、家傳、自學學成的中醫。新一代院校培養出來的年輕人要學好中醫，我很早就提出過：拜名師，讀經典，多臨證。臨證是核心，經典是不會説話的老師，拜師是捷徑。在没有遇到合適的老師可拜時，經典是最好的老師！即使遇到合適的老師，經典也不可不讀，《論語》上説『溫故而知新』嘛！

在廣東我們已經很好地開展大溫課、拜名師活動。當年能夠戰勝非典，就是因爲通過我提倡的這種方式的學習，教育、培養出來了一批過硬的中醫大夫。現在，應該讓全中國、全世界了解中醫學的仁心仁術，使中醫學更好地爲人類健康長壽服務。希望年輕的中醫們沿著這個行之有效的方法加倍努力啊！

鄧鐵濤